O ALGORITMO DE DEUS

O ALGORITMO DE DEUS
o mapa para a conquista da vida longa e saudável enfim revelado

Copyright © 2025 by Rodolfo Tamborin, COMN

Copyright © 2025 by Novo Século Ltda.

Editor: Luiz Vasconcelos
Produção editorial: Letícia Teófilo
Organização de conteúdo: Cris Negrão e Jane Lutti
Revisão de texto: Fabrícia Carpinelli
Capa, projeto gráfico e diagramação: Natalli Tami Kussunoki

TEXTO DE ACORDO COM AS NORMAS DO NOVO ACORDO ORTOGRÁFICO DA LÍNGUA PORTUGUESA (1990), EM VIGOR DESDE 1O DE JANEIRO DE 2009.

Dados Internacionais de Catalogação na Publicação (CIP)
Angélica Ilacqua CRB-8/7057

Tamborin, Rodolfo
  O algoritmo de Deus : o mapa para a conquista da vida longa e saudável enfim revelado / Rodolfo Tamborin. -- São Paulo : Novo Século, 2024.
  144 p. : color.

ISBN 978-65-5561-885-3

25-3899   CDD 611.01816

Índice para catálogo sistemático:
1. Biomedicina 2. Genética I. Título

Alameda Araguaia, 2190 — Bloco A — 11º andar — Conjunto 1111
CEP 06455-000 — Alphaville Industrial, Barueri — SP — Brasil
Tel.: (11) 3699-7107 | E-mail: atendimento@gruponovoseculo.com.br
www.gruponovoseculo.com.br

RODOLFO TAMBORIN

O ALGORITMO DE DEUS

ns
2025

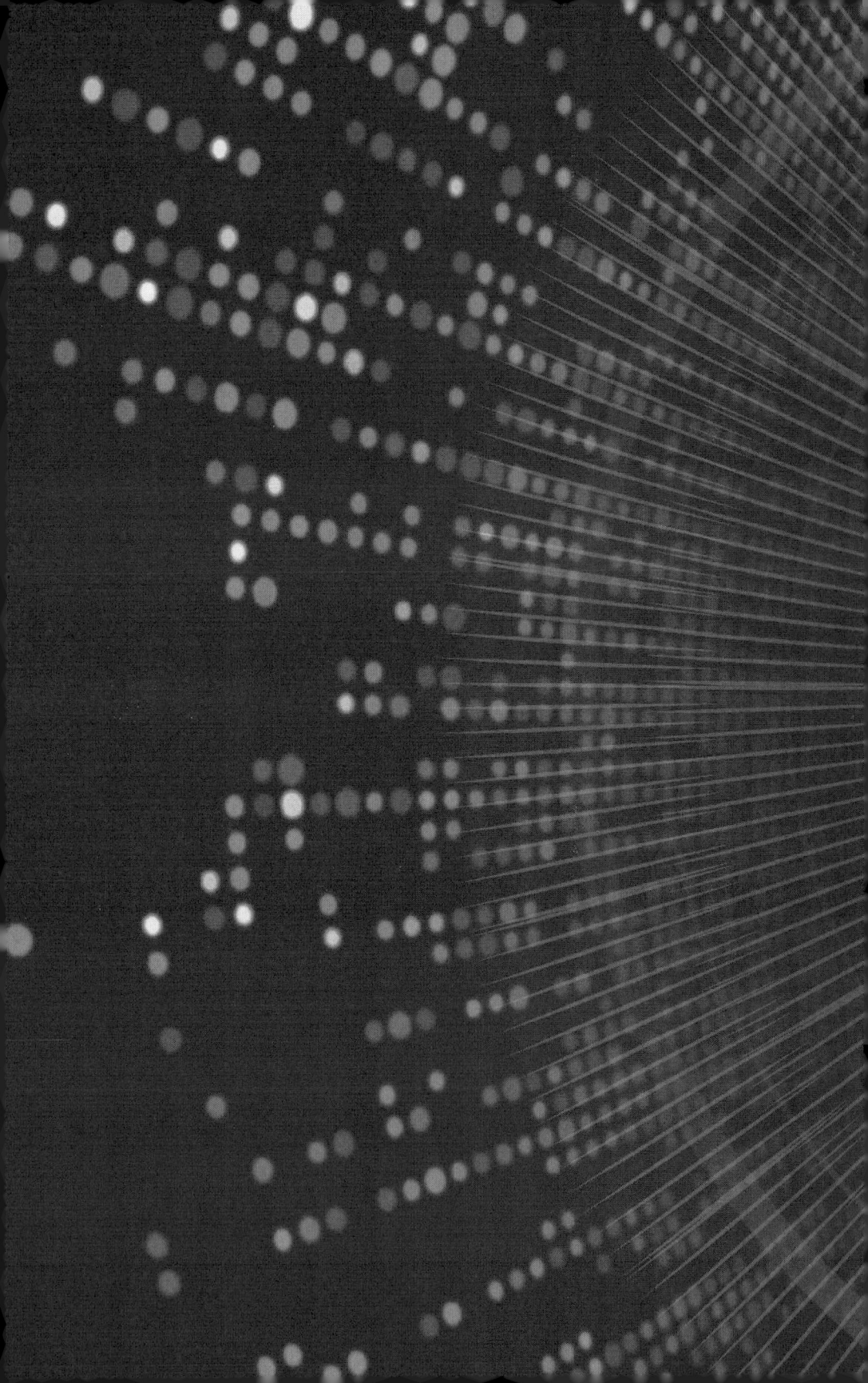

> "NADA NA VIDA DEVE SER TEMIDO, SOMENTE COMPREENDIDO. AGORA É HORA DE COMPREENDER MAIS PARA TEMER MENOS."

MARIE CURIE
FÍSICA E QUÍMICA POLONESA

AGRADECIMENTOS

O grande matemático e físico Isaac Newton disse uma célebre frase que reverbera em mim todas as vezes que volto a olhar para "dentro" e para tudo aquilo que venho me tornando e conquistando: "Se cheguei até aqui foi porque me apoiei no ombro dos gigantes".

Essa frase, novamente, se encaixa meticulosamente nesta obra literária!

Estive apoiado em ombros de grandes almas que contribuíram para que minha visão pudesse chegar à mais longa distância, começando por aqueles que aceitaram me conceber, me criar com o apoio, incentivo e treinamento necessário. Aos meus

pais Clóvis e Iracema, meu eterno agradecimento nesta obra e em todas as quais que ainda chegarão, fruto do meu trabalho e missão!

À minha amada parceira de vida, Suelem, gratidão pelo suporte, cuidado, paciência e carinho para comigo em todos os momentos durante o desenvolvimento desta obra!

Outros gigantes também vieram para ajudar, agradeço aos meus mentores, a todos os profissionais envolvidos neste incrível livro, que contribuíram de maneira sem igual para que o resultado chegasse ao esperado. À Editora Novo Século, capitaneada pelo meu querido amigo Luíz Vasconcelos, minha enorme gratidão pela confiança em mais essa oportunidade de entregar por meio da leitura esperança e conhecimento para a humanidade.

Por fim, mas não menos importante, afirmo que não há palavras para descrever agradecimentos ao Criador, por toda a inspiração e por a toda estrada erguida diante do meu caminho nesta mais de uma década de estudo, pesquisa e empreendimento nas ciências da vida. À espiritualidade, ao meu Deus, minha gratidão por esta e por todas as vidas!

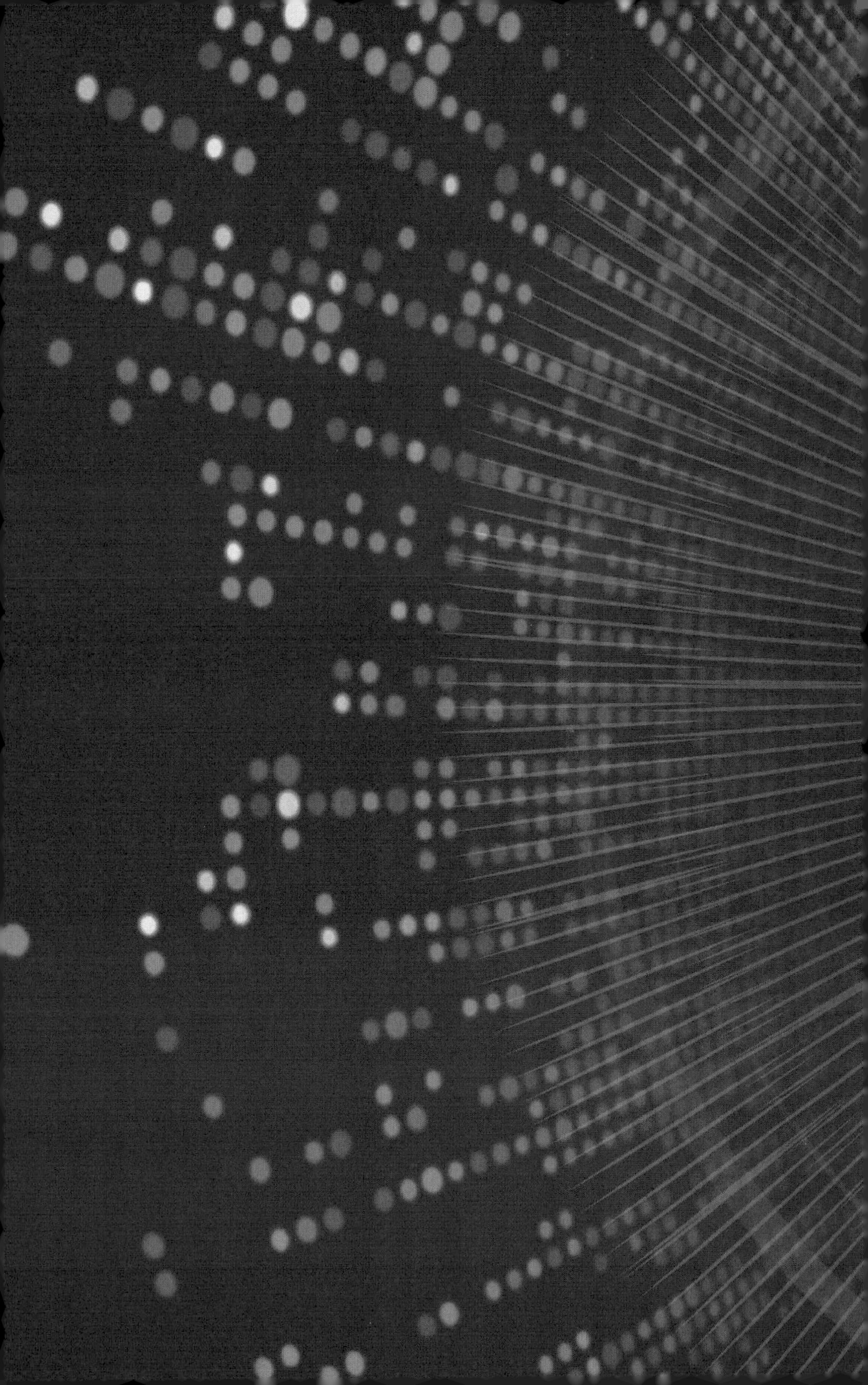

PREFÁCIO

O Rodolfo é um cientista do século que ainda não chegou. Quando o conheci, falava coisas que eu nunca tinha ouvido falar, mas que faziam todo o sentido. Então entendi que ele era um cientista. Para mim, ele vai ser sempre esse cientista, um cara que estuda as pessoas, comportamentos e entrega conhecimentos que a gente entende e consegue praticar no dia a dia. É um irmão, um amigo, um profissional que todo mundo precisa ouvir.

Eu sempre ouço o que as pessoas me dizem quando é para o meu bem e para a minha felicidade porque sou apaixonado por mim. Quando vou ao

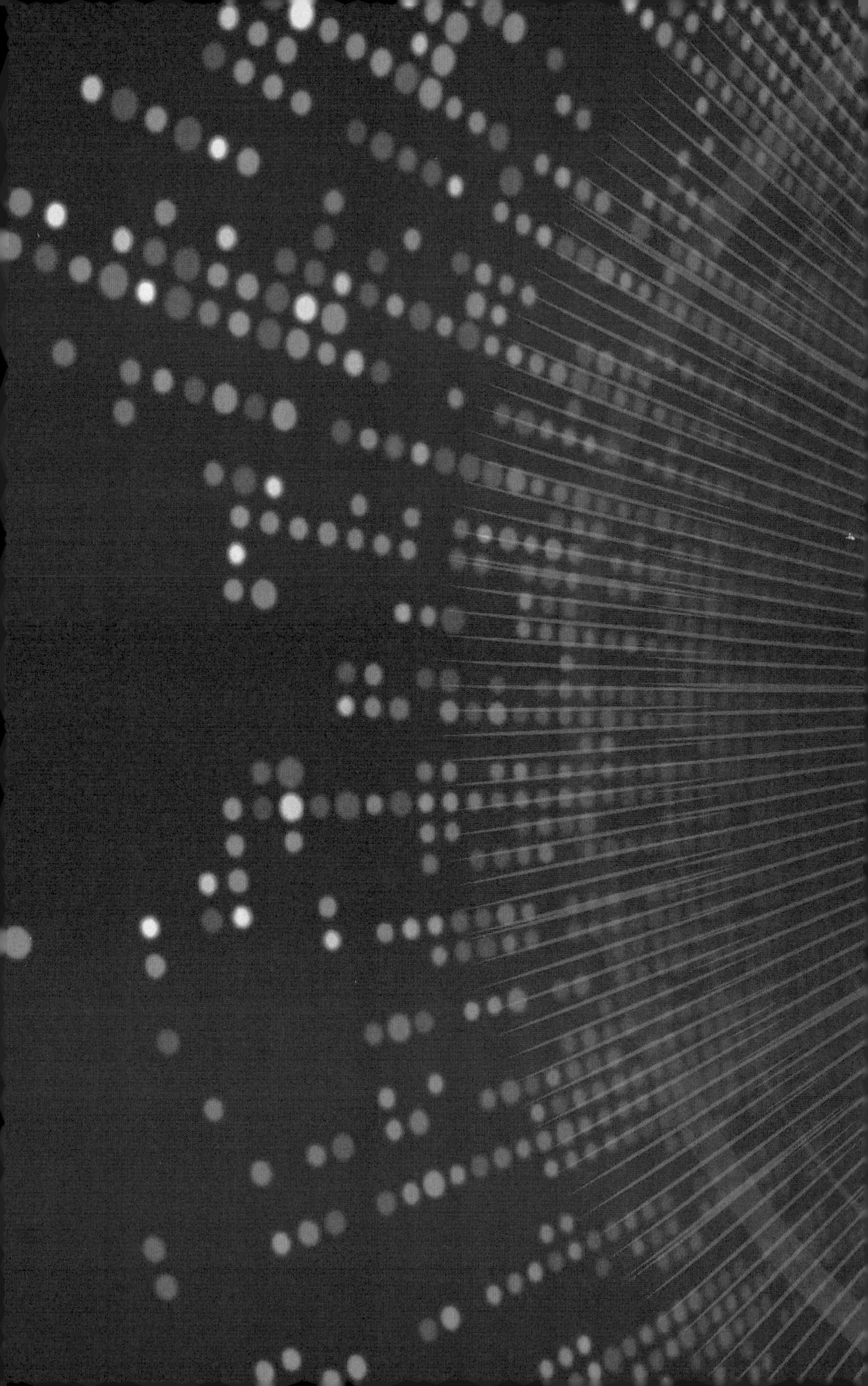

médico e ele pergunta: "O que você tem?", eu respondo: "Tenho esposa, doutor".

Este livro vai melhorar a vida de qualquer pessoa. É um manual que ensina você a cuidar de você, do Deus que está em você. O Rodolfo chama o DNA de algoritmo de Deus, eu chamo de centelha divina. Não é um manual de sobrevivência, mas sim um manual de qualidade de vida. Dá informação, dá conhecimento, explica cientificamente o que você faz com simplicidade na prática.

É um manual de cabeceira, indispensável para quem quer estar bem consigo mesmo e você não deve apenas ter e usar, mas deve compartilhar para que outras pessoas percebam que têm lições, ensinamentos e informações que permitem que você tenha uma vida melhor. Todos os dias eu olho para ele e entendo que posso me tratar e melhorar minha longevidade, viver mais, mas com saúde e felicidade. O futuro da medicina está na dedicação, na determinação e no propósito de quem já faz isso hoje.

GERALDO RUFINO
EMPRESÁRIO E AUTOR BEST-SELLER

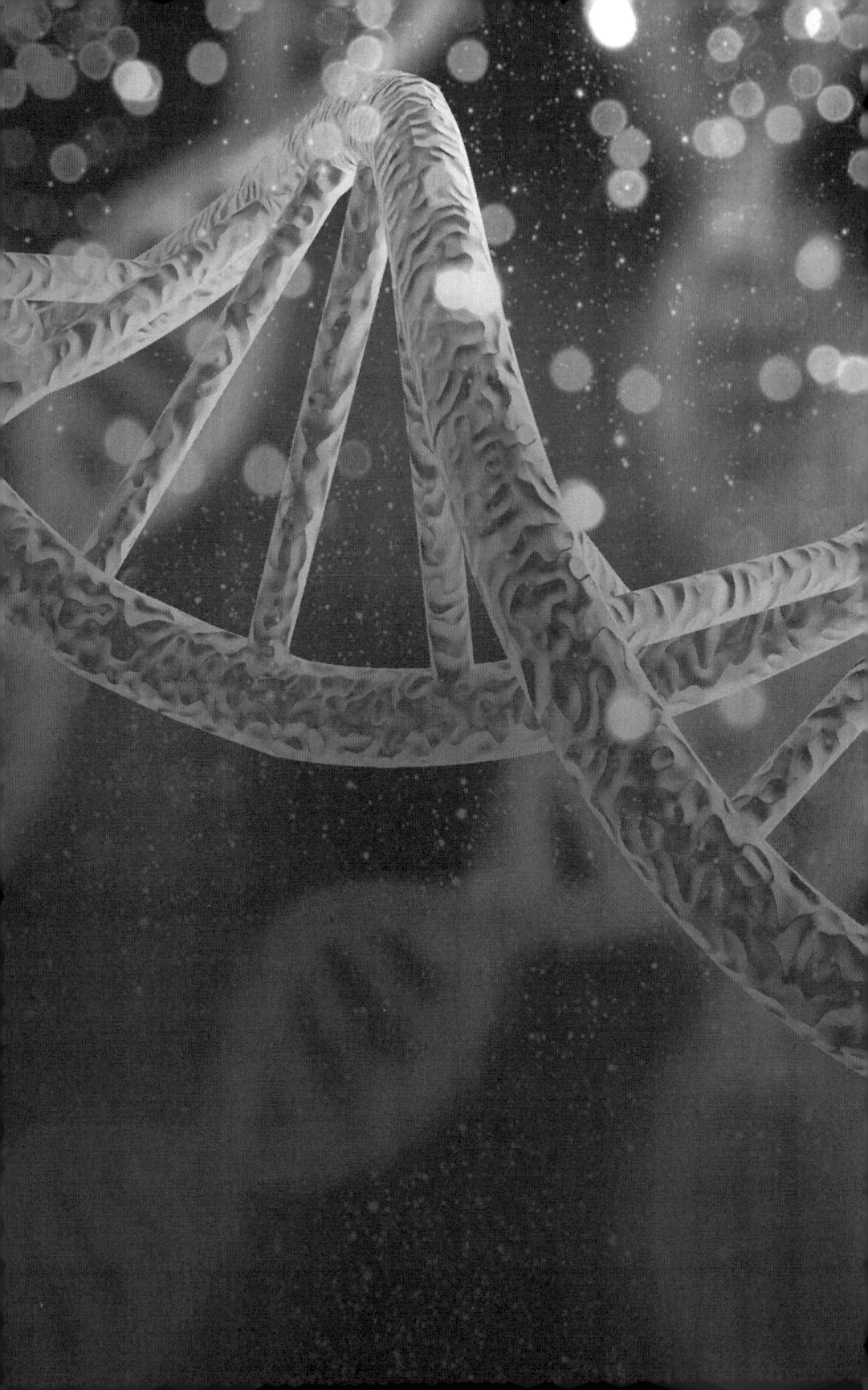

SOBRE O AUTOR

Sou um grande questionador e crítico de produtos e ferramentas oferecidos pela medicina. E foi graças a isso que conheci o Rodolfo e mudei o meu olhar, principalmente em relação aos exames genéticos. Confesso que durante muitos anos questionei bastante esses exames, o que havia no mercado não gerava tanta confiança. Mas isso mudou depois que conheci Rodolfo.

Ele alterou por completo a minha visão, principalmente em relação aos exames modernos e conseguiu, com seu conhecimento de bioquímica, mostrar o quanto hoje esses reports [relatórios] podem nos ajudar naquilo que chamo de Medicina de Precisão. Essa busca genética pode impactar, com o conhecimento dos genes, mudar a trajetória e a história que estaria escrita nele. Conhecendo o que está escrito, podemos reverter o problema por meio de bioquímica pura.

O Rodolfo tem uma missão. E uma missão dura de ajudar a classe médica, com o vasto conhecimento em bioquímica que ele tem e discernimento para convencer e ensinar o que é preciso.

DR. MOHAMAD BARAKAT
MÉDICO E FUNDADOR DO INSTITUTO BARAKAT
DE MEDICINA INTEGRATIVA

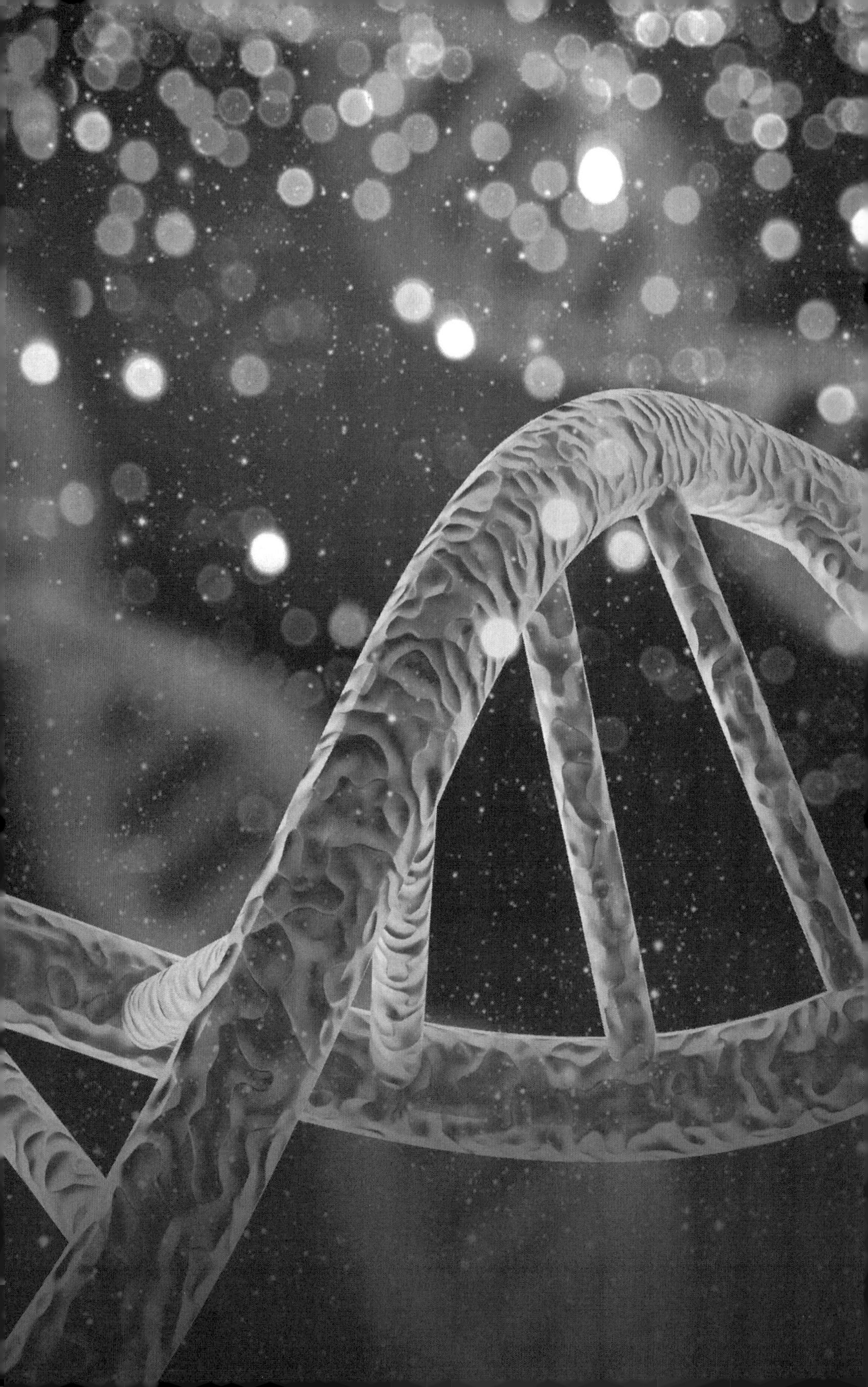

SUMÁRIO

INTRODUÇÃO 19

1   O ALGORITMO DE DEUS 23

2   A SUA SAÚDE NÃO É BARGANHÁVEL: O TAMANHO DA SUA POTÊNCIA 35

3   DA FRAQUEZA À FORTALEZA 41

4   REMEDIAR E CURAR: VOCÊ NÃO É REFÉM DA SUA GENÉTICA 51

5   E NO FUTURO? 77

6   VIVER EM UMA "BLUE ZONE" É POSSÍVEL? 89

7   VOCÊ NÃO É TODO MUNDO! 115

REFERÊNCIAS 133

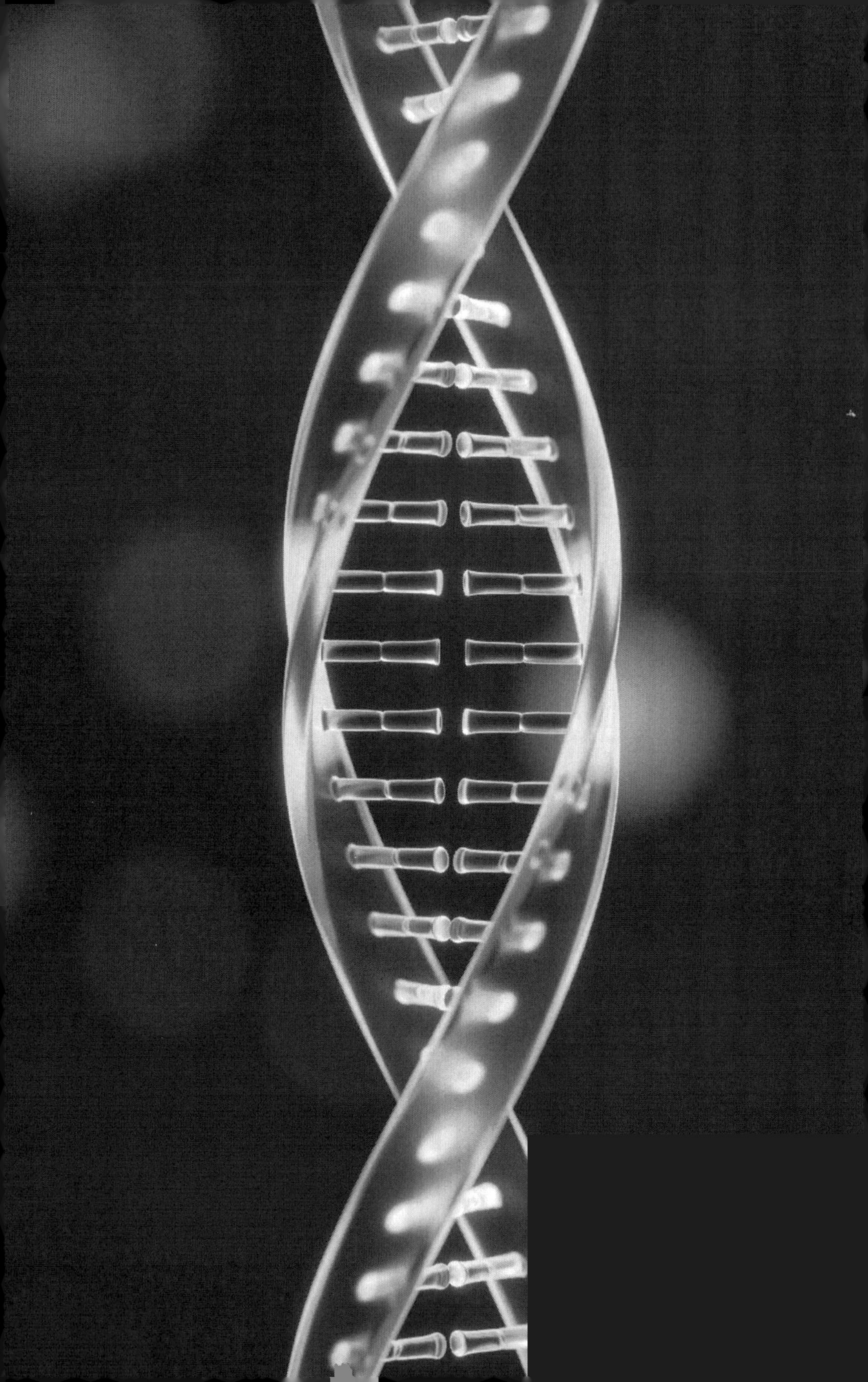

INTRODUÇÃO

A vida é um mistério maravilhoso. Nós, seres humanos, somos peças que compõem o cenário. Peças essas minuciosamente talhadas e constituídas de sistemas complexos. Órgãos, tecidos, hormônios, células, elementos químicos... e algoritmos. Para a tecnologia, algoritmo é o elemento que faz sua busca na internet, faz seu conteúdo ser individualizado, ou seja, tudo o que se vê nas redes sociais e nos *streamings* foi percebido pelo algoritmo que se especializou em você e no que você gosta para, a partir daí, te mostrar mais e mais conteúdos que te agradem. Isso é individualizar a experiência. E nós temos um algoritmo, muito antigo, criado por Deus, localizado nas nossas trilhões de células e que nos define: o DNA. Ele é o seu manual de instruções; e cada ser humano tem o seu, personalizado.

Apesar de parecermos todos iguais, não somos. Os 8 bilhões de moradores do planeta Terra são únicos, são individuais. Essa individualidade representa aproximadamente 1% do DNA, mas é esse número bem pequeno que faz toda a diferença.

Somos um amontoado organizado de trilhões de células e bactérias, que carregam sua carga

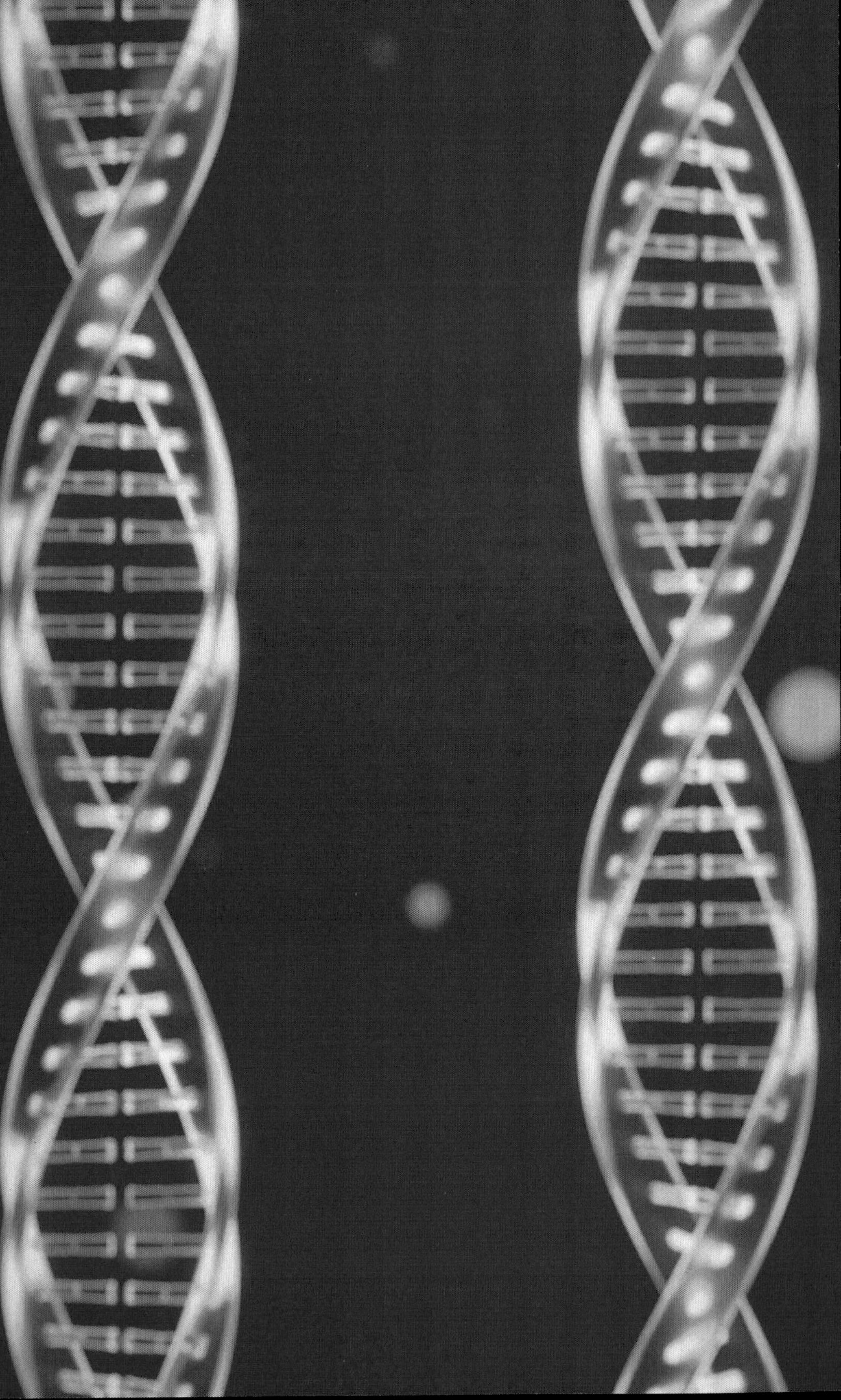

genética, aquilo que você recebeu dos seus pais; eles, dos pais deles, que receberam de seus bisavós e por aí vai. Toda essa carga recebida determina o que você é como indivíduo, explica por que uma coisa funciona para o seu irmão e não funciona para você. Está tudo ali descrito, basta saber ler seu manual de instruções.

A vida é um mistério maravilhoso e eu vou mostrar para você que, com o *mapa* em mãos, podemos, se não desvendá-lo totalmente, ao menos desvendar boa parte para viver mais e muito melhor.

Neste livro, você vai conhecer um pouco do funcionamento do algoritmo de Deus, do mapa que desvenda os mistérios do ser humano, entenderá como a sua longevidade e a sua saúde podem ser ameaçadas por doenças cada vez mais comuns ligadas à modernidade e o que você precisa fazer para evitá-las.

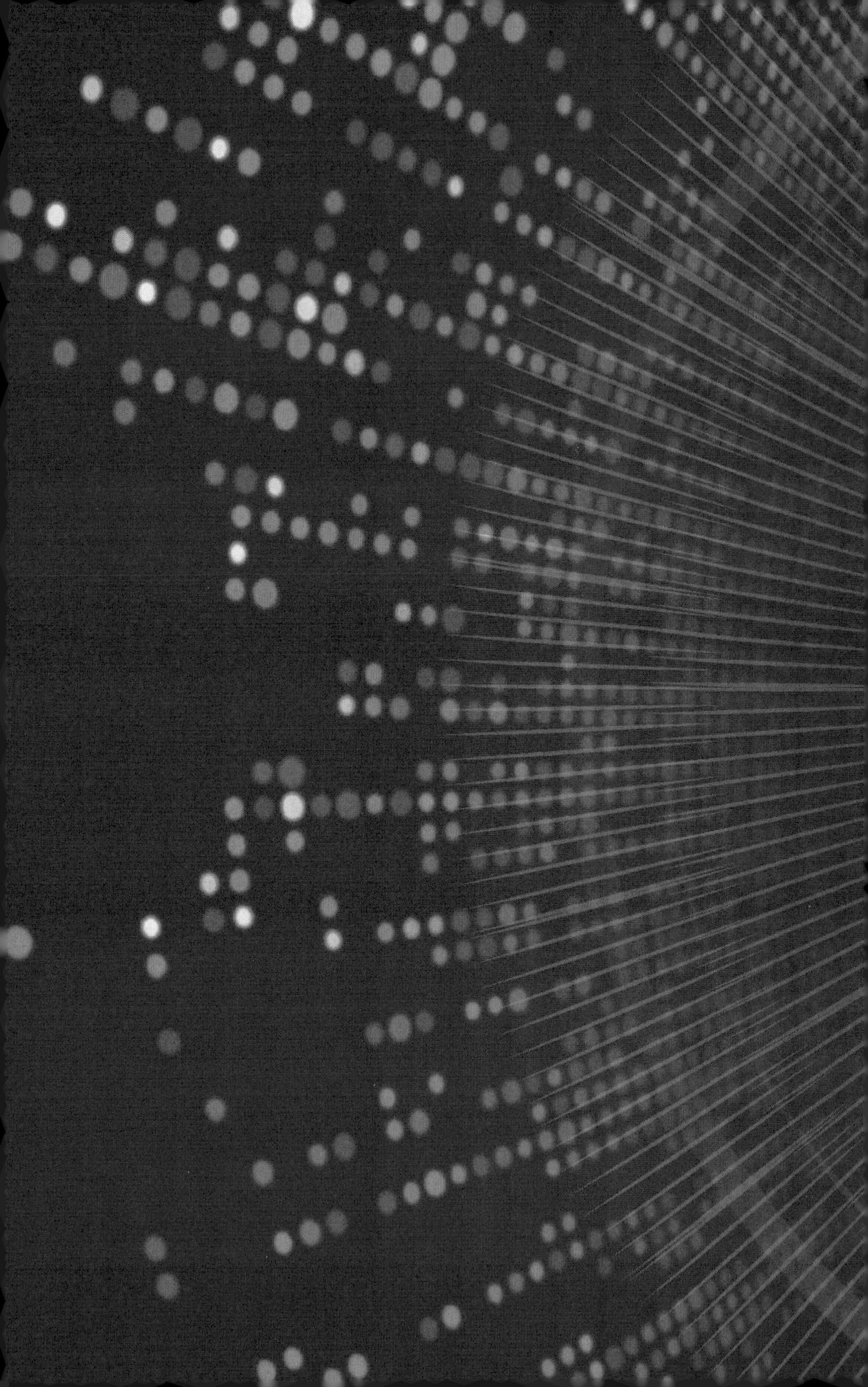

CAPÍTULO 1

O algoritmo de Deus

O que você pensa quando ouve a palavra algoritmo? Tecnologia, redes sociais? Qualquer aplicativo que você usa — de Netflix a Uber — todos precisam do algoritmo para individualizar a sua experiência. Saber o que você gosta ou não, conhecer as suas preferências faz com que a experiência fique personalizada e que você queira consumir cada vez mais. Eles conhecem você, sabem do que gosta. Mas, afinal, o que faz o algoritmo, o que significa essa palavrinha estranha e o que isso tem a ver com o seu DNA?

    O algoritmo, assim como seu DNA, é feito de instruções e regras para que um programa de computador execute as funções determinadas para ele. No caso do DNA, são as instruções de todo o funcionamento do seu organismo.

O algoritmo é feito em linhas de código e define o que aquele programa vai fazer. No DNA, as linhas são os aproximadamente 25 mil genes que dizem o que você é e do que você precisa. É uma tecnologia antiga e perfeita: o algoritmo de Deus.

A PERFEIÇÃO DO DNA

DNA. Três letras que carregam os segredos do ser humano. Suas características, suas doenças, toda a carga genética recebida dos seus ancestrais. Sempre faço a analogia com um manual de instruções como aqueles que acompanham qualquer coisa que você compra, está tudo ali. Mas com uma diferença: ele é só seu, personalizado e exclusivo. Ninguém tem o mesmo manual que você. E se você pudesse lê-lo para se conhecer melhor, evitaria muita dor de cabeça. Possíveis doenças, alergias, intolerâncias, saberia qual é o exercício mais indicado, quantas horas de sono você precisa etc. Na verdade, você pode.

O DNA (Ácido desoxirribonucleico) é uma molécula presente no núcleo das células dos seres vivos que carrega toda a informação genética de um organismo. Nesse sentido, é constituído por uma fita dupla em forma de espiral (dupla hélice), composta por nucleotídeos que estão relacionados diretamente com as características físicas e fisiológicas do nosso corpo.

Desde que o Projeto Genoma foi finalizado, em 2003, os estudos e as pesquisas em torno do DNA explodiram. Cada dia que passa é mais possível chegar ao cerne de questões que abalaram a sociedade por décadas. Neste livro, vou explicar um pouco sobre o DNA, a perfeição de sua estrutura e como conhecer seus segredos nos permite ser mais longevos — viver muito mais — de forma saudável, lúcida e ativa.

No entanto, antes de avançarmos na explicação sobre o DNA e falarmos de genoma e mapeamento genético, vamos dar um passo atrás e recordar as aulas de Biologia da escola. No nosso organismo, temos cerca de 30 trilhões de células. No núcleo de cada uma delas, há 23 pares de cromossomos. Cada cromossomo é feito de uma molécula de DNA — formado por peças menores conhecidas como genes — e uma proteína: a histona, responsável por organizar os cromossomos enroladinhos nela fazendo-nos lembrar de um novelo de lã.

A beleza do DNA começa por sua estrutura: duas fitas — de quase dois metros — que dançam e se entrelaçam formando uma hélice dentro da célula. Ele armazena todas as informações genéticas que você ganhou ao nascer. A cor dos olhos, a estrutura dos cabelos, sua altura, o formato da boca etc. É o DNA que te faz único, diferente dos outros seres humanos, mas, ao mesmo tempo, pertencente a um grupo.

DOENÇA GENÉTICA É UMA COISA, DOENÇA HEREDITÁRIA É OUTRA

A carga genética que carrega veio dos seus pais, que receberam dos pais deles e assim por diante. Você traz consigo todos aqueles que vieram antes de você.

E, assim como você pode ter herdado os olhos azuis da vovó ou o formato do nariz do seu pai, também pode ter recebido genes de doenças que serão desenvolvidas ao longo da vida. Saiba que isso não precisa ser uma sentença, pode ser descoberto precocemente e prevenido, mesmo porque não é só de herança genética que são feitos o homem e a mulher.

Existem fatores epigenéticos que também contribuem. São as experiências pelas quais você passa na vida e que deixam marcas químicas no seu DNA, que podem influenciar as suas características físicas, mentais e comportamentais. E mais: os fatores epigenéticos podem ser transmitidos às gerações futuras, afetando o DNA dos seus filhos e netos. A sua alimentação, os exercícios físicos que você faz — ou não faz —, a poluição a qual você é exposto, o uso de drogas ilícitas, de álcool, cigarro ou cigarros eletrônicos, além das suas relações sociais são fatores epigenéticos que podem determinar seu DNA e a herança genética que você vai passar para a frente. Por isso, é importante conhecer a sua herança genética e sua epigenética, para poder cuidar melhor da sua saúde e da saúde dos seus descendentes.

Uma coisa precisa ficar clara: doença genética é uma coisa, doença hereditária é outra. Doenças genéticas são causadas por alteração do DNA, as hereditárias herdamos dos nossos pais – porém, tudo mora nos nossos genes.

E o que a epigenética tem nisso tudo? *Epi*, do grego, quer dizer "acima" ou "por cima". Portanto, o termo epigenética se refere ao que está acima da genética, isso significa que seus hábitos e seu ambiente podem impactar a sua genética, não modificando o seu código genético, mas como ele se expressa.

> Na próxima vez em que estiver em um ambiente com mais pessoas, note o quão distintas são suas características físicas, porém saiba que estima-se que aproximadamente 1% dos nossos genes se diferenciam e ainda assim há um mundo de individualidades entre nós, incrível não!?..."

O que nos difere dos outros seres vivos não é a quantidade de genes, mas sim a complexidade deles. Nós, seres humanos, temos aproximadamente entre 20 e 25 mil genes. Já uma pulga, tem 31 mil. A comparação entre nós e as pulgas é impossível, certo? Isso acontece porque a complexidade dos genes é muito maior nos seres humanos. A analogia que sempre faço é entre um quebra-cabeça de 10 mil peças e o jogo de xadrez com 32 entre peões, torres, cavalos, bispos, dama e rei.

É possível montar o primeiro jogo em algumas horas, mas aprender a jogar o segundo, que tem menos peças, com suas muitas regras e estratégias, levaria bem mais tempo. São infinitas as combinações possíveis de genes que faz a complexidade do ser humano. E somos todos iguais? A resposta é não. O seu coração bate aproximadamente 115 mil vezes ao dia, bombeando 9 mil litros de sangue. O meu também. Eu não preciso pensar para respirar, o sistema respiratório trabalha sozinho. Em você também. Mas, então, onde está a nossa diferença?

A diferença entre o seu DNA e o meu é de 1%. Quando você faz um exame genético, é esse 1% que é de interesse a ser compreendido e estudado. O número equivale, ao menos, a 6 milhões de mutações ou polimorfismos genéticos que são as propensões a doenças, mas não apenas. Os olhos verdes, as charmosas covinhas que se formam quando a pessoa sorri também são consideradas polimorfismos. Dentro da célula, o DNA determina como cada pessoa é, e como será a sua saúde ao longo de toda a vida em termos de características psicocomportamentais, nutricionais, funcionais, estruturais, reacionais e suscetibilidades a doenças, entre outras.

CARACTERÍSTICAS PSICOCOMPORTAMENTAIS

comportamentos e jeito parecido com os de familiares, herdados geneticamente e que podem ser trabalhados se forem negativos.

CARACTERÍSTICAS NUTRICIONAIS

quais os alimentos e suplementos mais adequados para o seu corpo, tipo de estrutura alimentar para emagrecer, o que pode desencadear uma incompatibilidade alimentar.

CARACTERÍSTICAS FUNCIONAIS

o funcionamento do seu corpo é único. De quantas horas de sono você precisa diariamente? Qual o horário ideal para você fazer atividade física? Nem sempre vai ser o horário do seu amigo, então, prepare-se e vá sozinho. Eu, por exemplo, estou aqui escrevendo este livro à noite.

CARACTERÍSTICAS ESTRUTURAIS

são as mais fáceis de reconhecer. O que você tem da sua mãe? Os olhos? A cor do cabelo? E do seu pai? O formato do pé e a altura?

CARACTERÍSTICAS REACIONAIS

como seu organismo reage a certos elementos? Por exemplo, a cafeína. Você pode tomar café no fim da tarde e dormir cedo tranquilamente ou corre o risco de passar a noite em claro? Essas características reacionais são importantes em relação a medicamentos e a tratamentos de saúde. Quanto mais personalizado, mais eficiente.

E a característica que deve ter a nossa máxima atenção.

SUSCETIBILIDADE A DOENÇAS

A prevenção ainda é o melhor remédio.

O corpo responde às mudanças, e a gente só tem que entregar o que ele precisa. Conhecendo os pontos frágeis, fica muito mais fácil evitá-los e tratá-los, por isso o mapa genético facilita e melhora o trabalho do profissional de saúde.

Somos um sistema inteligente. Todos os órgãos têm o mesmo DNA, mas cada um deles tem seu funcionamento e funções próprias. Eu gosto de dizer que aqui mora Deus.

O PROJETO GENOMA

Nossos segredos foram decifrados. E ainda bem. Um grupo de pesquisadores, em um consórcio de 18 países, iniciou, na década de 1990, o sequenciamento do genoma humano. E, em 2003, chegaram à linha final. Isso mudou tudo. Grandes avanços na medicina, na indústria farmacêutica, na produção de vacinas aconteceram graças ao entendimento e à decodificação do genoma humano. O código genético de todo ser vivo, a informação hereditária que está nos cromossomos, foi revelado.

Com isso, seremos estudados e tratados de forma cada vez mais individualizada. A indústria não vai desenvolver apenas um medicamento para "dor de cabeça", mas para a "*sua* dor de cabeça". Se você é um ser único, as suas necessidades também são. O tipo de medicamento, a dose, o tempo de tratamento precisa ser diferente e individualizado.

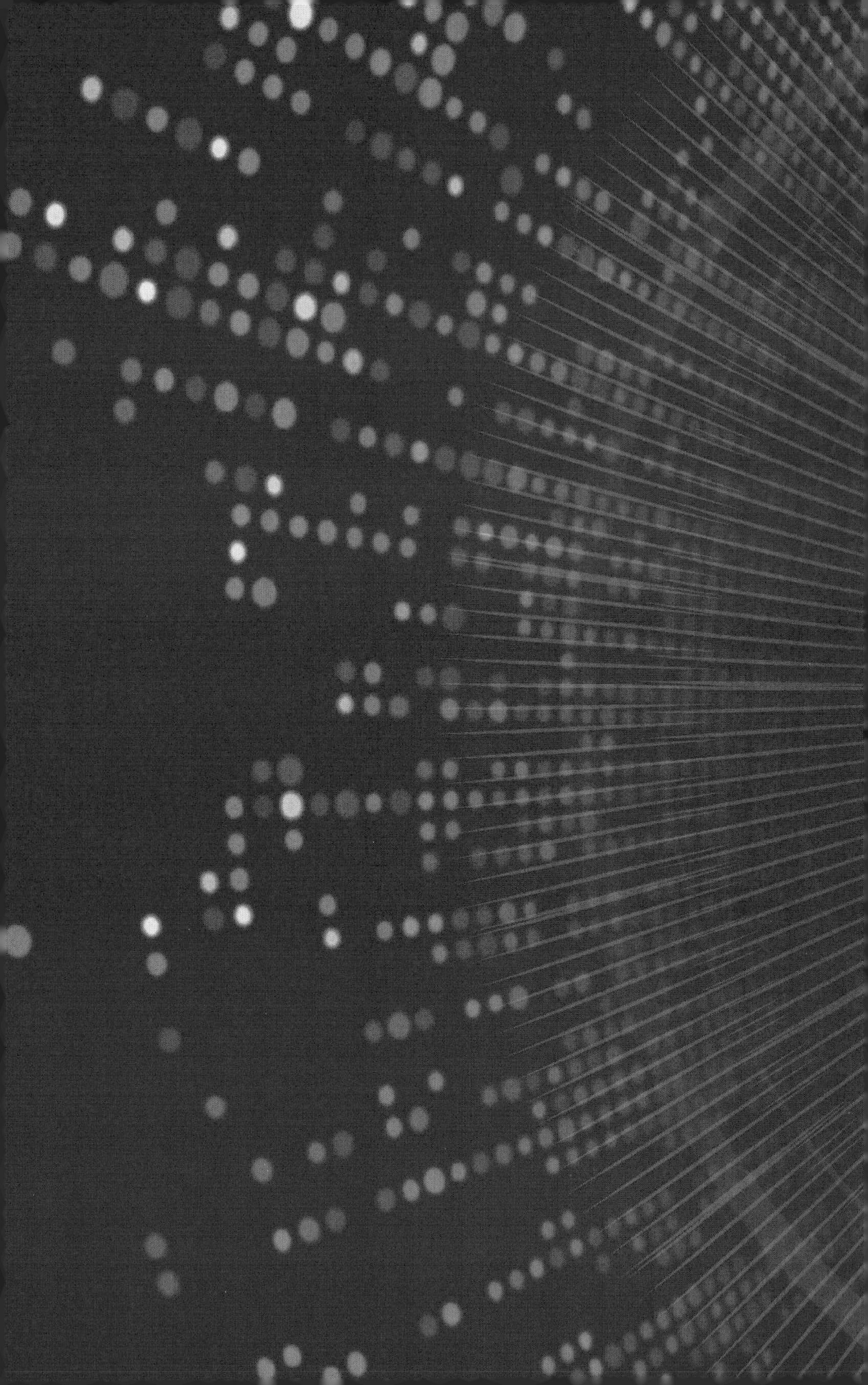

CAPÍTULO 2

A sua saúde não é barganhável

O tamanho da sua potência

O advento das descobertas genéticas e o acesso à informação qualitativa e quantitativa de forma democrática abrem uma realidade, antes inimaginável, para os cuidados com a saúde. Falo isso no sentido pessoal, não mais delegado a uma única classe de profissionais do segmento cuja distância do paciente era abismal, com dificuldade de conversa, trocas e até mesmo de um manejo adequado e condução de eventuais tratamentos.

Hoje, você, como paciente e dotado de autorresponsabilidade sobre suas escolhas, tem acesso e domínio sobre informações valiosas a respeito de como conduzir sua saúde, traçar seu plano para longevidade — seja ela física, financeira, emocional — e tomar a condução desse universo munido de conhecimento e segurança.

A partir das descobertas genéticas, do mapeamento adequado, seguro e preciso, prever e manobrar casos de possíveis desequilíbrios é hoje uma realidade disponível a todo aquele que entenda que saúde não se barganha. Ainda que um mapa genético aponte quadros invejáveis de saúde em todos os milhares de pontos analisados, um perfil metabólico sem desequilíbrios, um sequenciamento genético que remonte a ancestrais saudáveis e longevos, essa é uma herança que precisa ser mantida, cuidada e preservada. Afinal, cuidar bem de tudo isso e manter esses índices saudáveis vai entrar no que já discutimos anteriormente sobre nossa responsabilidade e nosso modo de conduzir nossa jornada. E isso vale para todos os setores da vida.

Aqui estamos falando do maior ativo de uma existência, um ativo cuja integralidade deveria ser preservada e resguardada de modo leve e sábio, não fossem os tantos obstáculos e situações que a humanidade mesmo se impôs ao longo dos séculos. Se por um lado avançamos tanto em tecnologia para descobertas incríveis, regredimos no cuidado pessoal com a saúde, no aumento do estresse, no abuso dos *fast-foods* e dos hábitos sedentários que conduzem a quadros precários de vida, pressão alta, cortisol nas alturas. E junto a isso a cultura da barganha e dos remendos a partir de medicamentos não necessários ou de prescrição de longo prazo, sem acompanhamento, sem critério.

Apenas uma decisão automática, simples e bem ao alcance para resolver o "pequeno" percalço.

Não se engane, leitor. Neste capítulo, não quero fazer nenhum tipo de apologia ao não uso de medicamentos, resultado inclusive de pesquisas sérias, grandes auxiliares para casos de patologias existentes e, sim, grandes aliados no manejo de dores e das mazelas que afligem nossa existência. O que proponho fortemente aqui é justamente não banalizar nenhum tipo de ferramenta no cuidado com a saúde e usá-la da forma adequada e quando necessário, pelo período correto, na situação correta.

Um exemplo bastante simples e que abarrota consultórios médicos são os índices de pressão alta entre pacientes. Casos nos quais indicadores iniciais são os mais diversos: idade, estresse pontual, condições físicas abaixo do saudável, sobrepeso, doenças congênitas, predisposição, histórico familiar etc. Para cada um desses casos, de modo responsável, deveríamos ver a prescrição ou não de medicamentos, tempos diferentes de uso ou ainda a adoção de outras medidas como mudanças de alimentação e atividades físicas para equilibrar o quadro apresentado. **Cada um conforme suas complicações e estado obviamente.** Porém, a saída, mais rápida, menos trabalhosa em nossa sociedade é a adoção de um comprimido por tempo indeterminado para sanar o problema que muitas vezes pode ser apenas pontual.

Não são raros os casos em que amigos médicos cardiologistas me relatam que boa parte dos casos de hipertensão que experienciam em seus consultórios poderiam ser equilibrados com a adoção de hábitos de vida mais saudáveis, em que ajudar o próprio organismo do paciente a retomar o equilíbrio bioquímico era, de fato, o real objetivo, depois de obviamente analisados e considerados os melhores caminhos para o paciente. Na esmagadora maioria das vezes, o próprio médico encontra uma grande dificuldade em letrar esse paciente sobre outros caminhos que não somente o da medicação prescrita e da sentença da patologia apenas indicada naquele momento ou a partir de informações de um histórico familiar que só existem na memória no paciente.

O sonho do trabalho em conjunto, profissional de saúde e paciente, acontece quando a autonomia do paciente sobre sua saúde se manifesta e quando este profissional quer ver além do fractal relato daquele ser humano. Esse despertar para a autonomia acontece quando o paciente resolve argumentar, conversar e ter trocas com seu médico, por exemplo, a respeito de seu estado e de como melhorar ou manter o que se apresenta. E para isso, é preciso estar munido de informações e conhecimento sobre si, a fim de que o médico — simetricamente interessado e balizado nos mesmos propósitos — estabeleça o vínculo de parceria que se almeja nesse cuidado.

Dessa maneira, reforço, é que não se barganha saúde. Se administra, se conduz, se discute e se opera de forma saudável, leve, afinal, não há surpresas ou percalços que não possam ser administrados quando se tem visão do todo.

O que quero reforçar mais uma vez é que não se corre atrás da saúde quando se tem visão tridimensional do quadro que se apresenta. Saúde se administra sabiamente.

Lembre-se: tudo o que tem pode ser doado ao outro, seus bens, seu amor, seu ódio, seu conhecimento e tempo. Até mesmo uma doença pode ser transmitida ao outro por você, mas o que você não consegue doar é sua saúde! Imagine se um ente querido esteja doente agora, por mais saudável que você possa estar, não há como pegar um "pedaço" da sua saudabilidade e doar a ele. Portanto, cada um deve cuidar da sua saúde!

INFORMAÇÕES CURIOSAS DA SUA POTÊNCIA

No capítulo 1 ilustrei com exemplos algumas características incríveis no nosso corpo. Vamos relembrar algumas informações das nossas células?

Resumidamente, as células são estruturas microscópicas que fazem parte da organização do nosso corpo, sendo assim uma unidade estrutural e funcional e apresenta como partes fundamentais a membrana plasmática, o citoplasma e o que estamos discorrendo neste livro: o material genético.

Qual é a quantidade de células humanas no corpo: **aproximadamente 30 trilhões**.

Dessas trilhões de células, temos aproximadamente 200 tipos diferentes, como células do sangue, da pele, neurônios etc.

O TEMPO DE VIDA CELULAR DE ALGUMAS DELAS SÃO*:

Hemoglobina (do sangue)	4 MESES
Células brancas (defesa)	13 DIAS
Células cólon (intestino)	4 DIAS
Células do fígado	18 MESES
Células dos olhos	TODA VIDA – não se renovam

QUAL A QUANTIDADE DE CÉLULAS QUE PRODUZIMOS?*

POR SEGUNDO	POR DIA
de 2 a 3 milhões de células vermelhas (sangue)	173 a 259 bilhões de células

*Valores aproximados.

A sua saúde não é barganhável

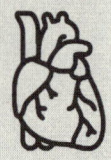

CORAÇÃO
QUANTAS BATIDAS?*

POR MINUTO	POR DIA
50 a 90 batidas	115 mil

QUANTIDADE DE SANGUE BOMBEADO POR DIA

9 mil litros

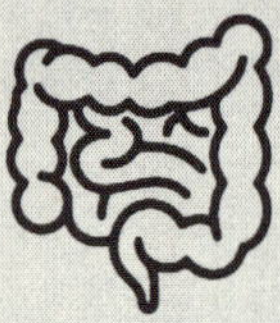

INTESTINO*

QUANTAS BACTÉRIAS VIVEM NO INTESTINO
(TGI - Trato Gastrointestinal)

40 trilhões

QUANTAS ESPÉCIES DESSAS BACTÉRIAS	QUAL É O PESO DESTAS BACTÉRIAS NO CORPO
1 mil espécies	0,900g a 2,3kg

*Valores aproximados.

CÉREBRO*

QUAL É O PESO
1,3 kg

QUANTOS NEURÔNIOS
100 bilhões — um pedaço do tecido cerebral do tamanho de 1 grão de areia, contém 100 mil neurônios

QUANTOS NEURÔNIOS ESTÃO CONECTADOS AO NOSSO INTESTINO
100 milhões

MAIOR VELOCIDADE DE INFORMAÇÃO
268 mph (aprox. 431 km por hora)

PODER DO CÉREBRO DE GERAÇÃO DE POTÊNCIA
capacidade de gerar aprox. 23 Watts

OXIGÊNIO
nosso cérebro consome aprox. 20% do oxigênio e sangue de todo corpo

*Valores aproximados.

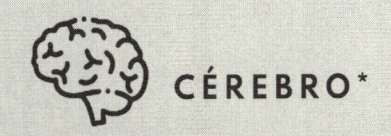

A sua saúde não é barganhável

CÉLULA

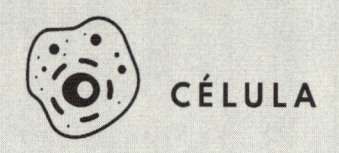

Sua célula é composta pelo núcleo, que podemos dizer que o núcleo é a casa do nosso DNA.

Esse núcleo é composto por cromossomos, que são 23 pares de bases que vêm dos nosso pai e nossa mãe – essa combinação forma a estrutura de DNA em que traz todas as combinações possíveis, dos seus pais, avós maternos e paternos e de todos aqueles que vieram antes de nós.

Dentro do DNA temos os GENES

QUANTIDADES APROXIMADAS DE GENES

HUMANOS	25 mil
CACHORROS	19 mil
PULGA	31 mil
UVA	30 mil
ARROZ	38 mil
COVID-19	6

Quando comemos um grão de arroz ou uma uva, ingerimos ali quase que o dobro da quantidade de GENES que temos – aí podemos nos perguntar: mas é possível que um grão de arroz seja mais sofisticado ou mais complexo do que eu?

Conforme mencionamos no capítulo 1: "Mas qual é a diferença de um grão de arroz ou uma pulga de nós? A diferença é da quantidade e complexidade das combinações genéticas. Trazemos aproximadamente 1% de distinção um do outro – quando é feito um mapa genético, por exemplo.

Por isso, apresentando uma reflexão para nosso dia a dia, as pequenas mudanças geram grandes resultados, pois no fim de um, dois, três anos ou mais, você terá avançado muito e em um lugar totalmente diferente do que está hoje – seu DNA não só entende isso, ele já faz isso.

Essa diferença de aproximadamente 1% entrega para espécie humana mais de 6 milhões de mutações/SNPs como exemplo as doenças. Algumas pessoas são mais propensas a ter diabetes, outras, a doenças cardiovasculares, outras, a alergias com camarões, glúten, amendoim, outras, a determinados tipo de atividade física diante. Mutações nem sempre é algo ruim, como o olho verde, as covinhas da bochecha etc.

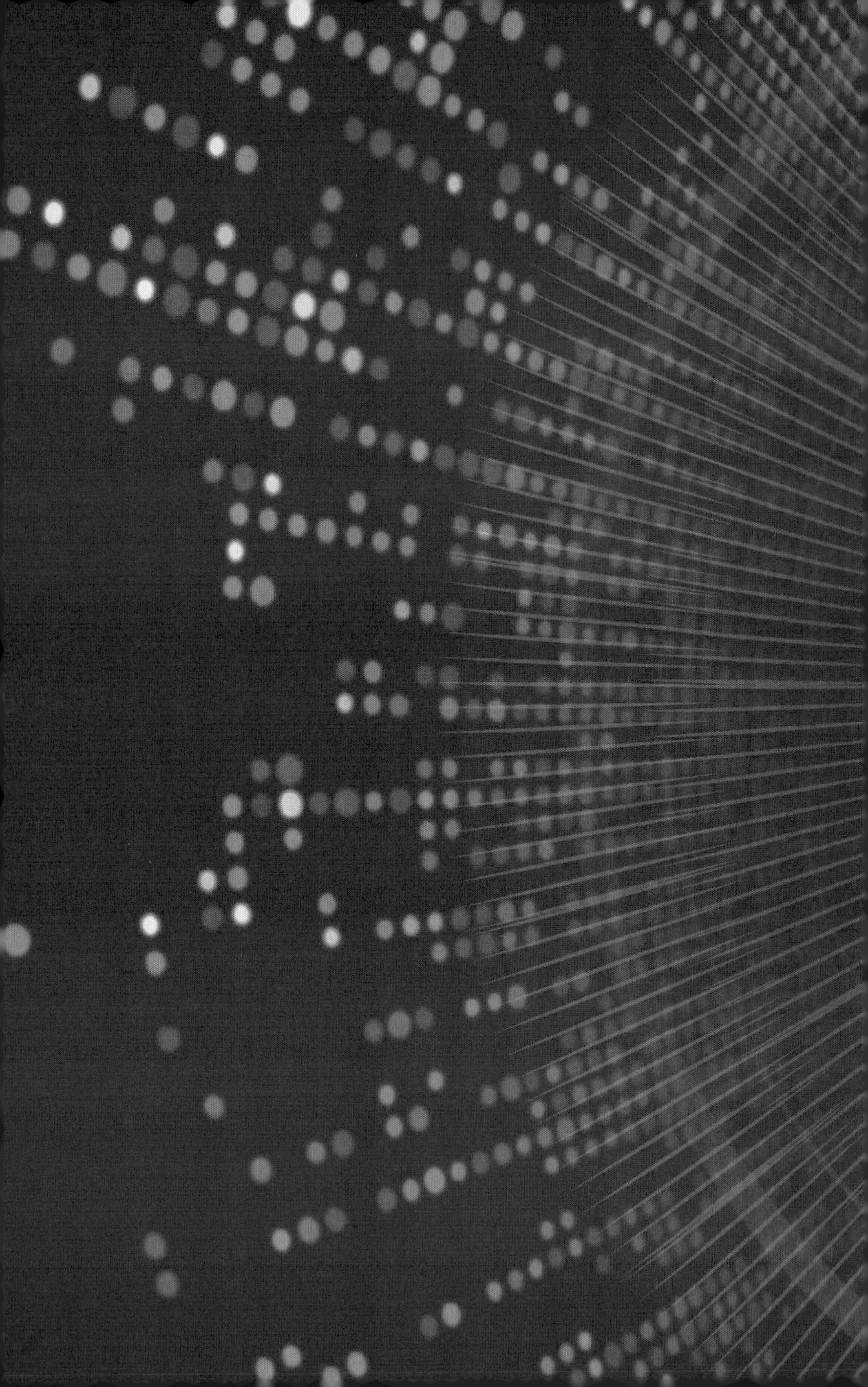

CAPÍTULO 3

Da fraqueza à fortaleza

ANCESTRALIDADE

Esse pode ser um dos motivos para buscar um mapeamento genético. Imagine que, com apenas uma amostra de saliva ou de sangue, é possível descobrir de que região do mundo seus antepassados vieram. Em um país tão miscigenado quanto o nosso, muitas pessoas não conhecem seu histórico familiar. E saber de onde vieram os que vieram antes de você é importante para saber quem você é.

LONGEVIDADE

Se você é desses pouco curiosos que não dão importância para a sua origem, que tal pensar pelo lado da longevidade? Não a longevidade que leva as pessoas a viver muito, porém cheias de doenças e com uma variedade de medicamentos contínuos, dificuldade de locomoção, dores e problemas cognitivos. Eu falo de chegar bem aos 80 anos, passar pelos 90 com vitalidade e chegar aos 100, assim como os que vivem nas *blue zones*, cinco regiões do mundo que concentram um grande número de centenários sadios e ativos. Longevidade com saúde. Vou contar um pouco sobre eles no capítulo 6.

Segundo o Instituto Brasileiro de Geografia e Pesquisa — IBGE, em 2022, a expectativa de vida era de 72 anos para os homens e 79 para as mulheres. Em 2019, antes da pandemia de COVID-19, a média era de 76,2 anos. Mas nem sempre foi assim. Em 1900, início do século XX, a expectativa de vida era de 33,7 anos. Você não leu errado. Muita gente nem sequer chegava aos 40. Fatores como a criação do saneamento básico, desenvolvimento de vacinas e antibióticos fizeram com que vivêssemos mais. Porém a que preço? À base de muito medicamento, um para cada tipo de problema; nos preocupamos com a longevidade e nos esquecemos da saudabilidade.

PREVENÇÃO

Assim como o genoma carrega seus segredos, o mapeamento genético é o que vai desvendá-los. Com esse exame, é possível identificar a epilepsia — incluindo a de difícil controle, que é considerada uma doença rara — autismo, Alzheimer, câncer de mama, de ovário, de pulmão e de pâncreas, doenças cardiovasculares hereditárias, além de síndromes raras como a doença de Huntington e a síndrome de Angelman. Mais comum que essas doenças e temido por todas as pessoas, o câncer, infelizmente, tem feito parte do dia a dia de muitas famílias brasileiras. E cada vez mais cedo. Por isso, quanto antes um mapeamento genético puder ser feito — um bebê recém-nascido pode fazê-lo —, melhor; quanto mais cedo você tiver acesso ao seu manual de instruções — ou o dos seus filhos e netos —, mais completo e eficiente será o planejamento preventivo ou a preparação para eventuais problemas.

O exame genético corta caminho para o diagnóstico e torna o tratamento mais eficiente. Com o mapeamento genético, é possível identificar a presença de mutações patogênicas relacionadas ao câncer hereditário. Nesse caso, ele pode ser útil para a individualização do tratamento e, em caso de descoberta precoce, tratamentos que não passam pela quimioterapia e seus efeitos. Além disso, a identificação de mutações nos genes em uma síndrome hereditária abre caminho para a prevenção de um segundo câncer, diagnóstico de tumores na fase inicial, aumentando muito as chances de cura.

Como já falamos, doenças assim como tumores, possuem uma parte da sua origem genética, ou seja, a característica do genoma pode ter sido herdado do pai ou da mãe. Os tumores, muitas vezes, têm origem genética, ou seja, a mutação do genoma foi herdada do pai ou da mãe. Assim, foram identificadas algumas síndromes hereditárias, associadas à predisposição ao câncer como o colorretal hereditário, que aumenta os riscos de câncer de cólon, de ovário, de endométrio, de estômago, de intestino delgado e via biliar; a síndrome de Cowden, que aumento o risco para câncer de mama e tireoide; síndrome de Peutz-Jehger, que aumenta o risco de câncer de cólon, mama e pâncreas e a síndrome de Li-Fraumeni, que aumenta o risco para câncer de mama e cérebro.

JUSTIÇA

Certamente você já ouviu falar — ou até já fez — um teste de paternidade. É popularmente conhecido como Teste de DNA, que identifica paternidade e maternidade, muito usado pela Justiça. Desde 1988, no Brasil, o teste genético ajuda a provar ou descartar a paternidade — e/ou a maternidade — de crianças e adultos.

TESTE OU EXAME GENÉTICO

Comumente, ouvimos a palavra ou o termo "teste" genético ser empregado. Entretanto, é importante fazermos um esclarecimento da semântica da palavra teste genético versus exame genético. Mas, antes, é importante ressaltar que há diferentes meios e tecnologias para se chegar ao rastreio dos nossos genes; algumas dessas com alta utilidade em prática clínica e científica e outras apenas para recreação.

Ao usarmos a palavra "teste", estamos nos referindo a um resultado que representa uma opção binária, ou seja, "sim ou não". Por exemplo: teste de gravidez, teste de intolerâncias e/ou alergia, teste de COVID e o próprio teste de paternidade como vimos neste capítulo. Note que todos esses exemplos, a resposta dos resultados destes testes pode ser "positiva" ou "negativa", "reagente" ou "não reagente", logo, uma resposta binária "SIM ou NÃO".

Agora, quando nos referimos a um **mapeamento genético de uso clínico**, se torna equivocada a palavra "teste genético", tendo em vista que a densidade de informações contidas nesses relatórios não pode ser analisada simplesmente como opção binária. Por isso, é necessário reforçar que o termo mais correto a ser usado nesses casos seria o de **EXAME** genético.

Muito provavelmente você já deve ter feito um dos exames mais comuns e solicitados no mundo: o "hemograma" – essa análise laboratorial é composta por três partes: o eritrograma, o leucograma e o plaquetograma. Sendo que em cada uma delas apresenta informações valiosas sobre o funcionamento atual do seu metabolismo, podendo ser correlacionadas e interpretadas. Por isso que usamos o nome **EXAME** para essa forma laboratorial.

Observe que há fortes diferenças em falarmos "testes" e "**EXAMES**" genéticos. Enquanto o primeiro não há necessidade de interpretações, o segundo é imperativo.

COMO É FEITO O MAPEAMENTO GENÉTICO?

Seu manual de instruções está a apenas umas gotas de sangue ou de saliva de distância. Ferramenta essencial para um planejamento preventivo de saúde, o mapeamento pode ser feito em qualquer idade. Conhecer o que está escondido no genoma pode ser a diferença entre uma vida saudável ou uma vida restrita e com comorbidades. O mapa genético pediátrico, por exemplo, pode trazer informações sobre desenvolvimento neurocognitivo e comportamental, que é tão importante quanto a informação sobre uma doença rara. Já o mapa de um adulto terá características que façam mais sentido ao momento de vida do paciente. E, do começo ao fim do processo, a alta tecnologia é que costura e define as informações.

É importante destacar também a diferença entre os diferentes tipos de exames. Há aqueles mais simples, recreativos, que vão apontar a sua ancestralidade, por exemplo. Você pode adquiri-los pela internet, colher o material em casa e, em poucos dias, recebe o resultado. Porém, esse resultado não traz dados clínicos. Os exames indicados por médicos, biomédicos, nutricionistas, treinados em aconselhamento genético são diferentes. Para você ter uma ideia, é possível gerar um relatório com mais de trezentas páginas e apenas um profissional treinado é capaz de decifrá-lo e de orientar você em relação a possíveis doenças, mudanças de hábitos, exercícios adequados para o seu organismo etc. Saber essa diferença e procurar o profissional certo, com certeza, fará toda diferença.

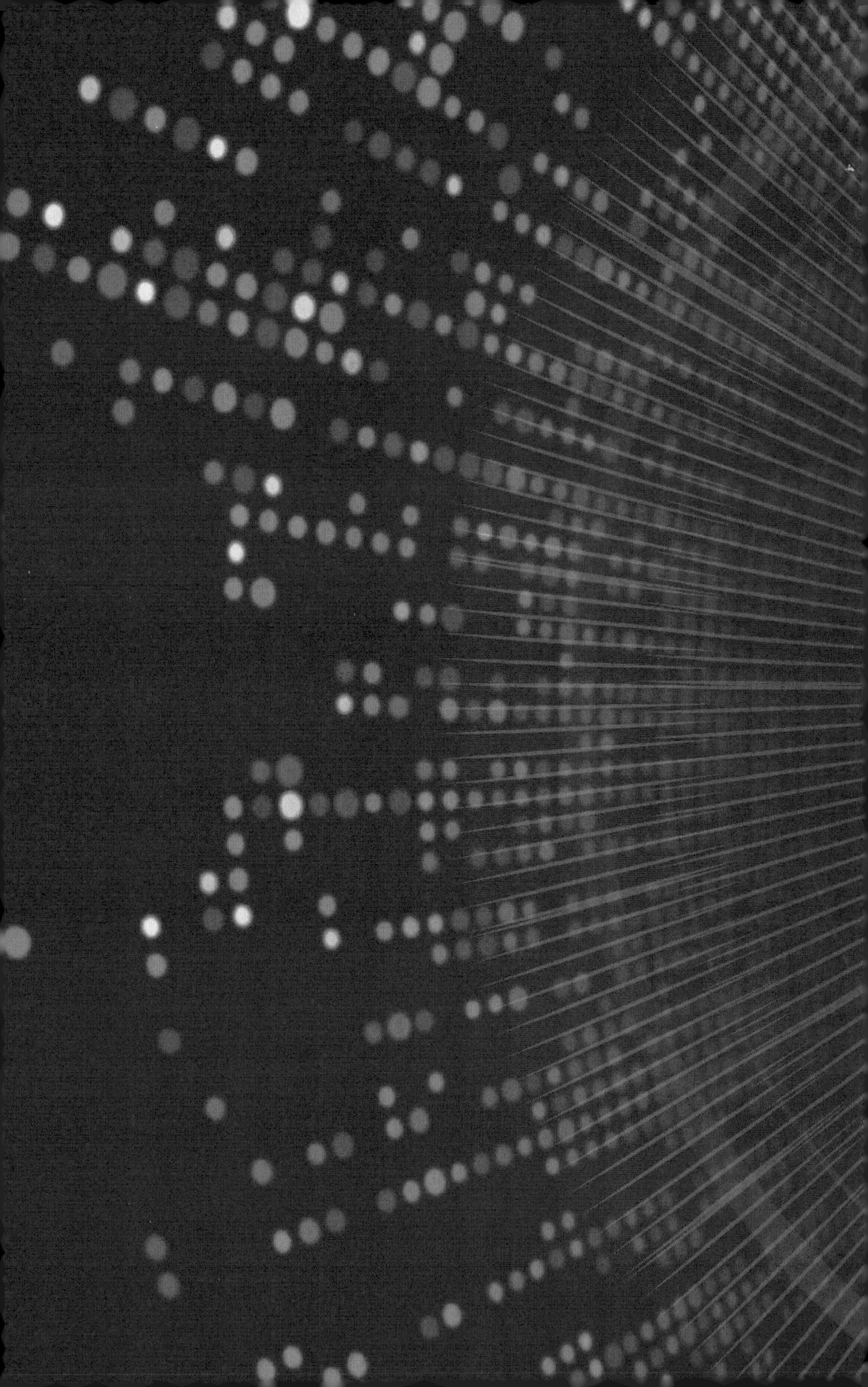

CAPÍTULO 4

Remediar e curar: você não é refém da sua genética

Começo este capítulo reforçando o enunciado: você não é refém da sua genética. Essa afirmação se dá por dois motivos essenciais e quero que tais informações sejam fixadas pelo leitor de forma límpida. Não, você não é vítima nem mesmo da hereditariedade, uma vez que seus hábitos, seu meio, suas escolhas diárias, o conhecimento integral de si podem transformar determinadas características genéticas de forma positiva e saudável.

O primeiro motivo de minha afirmativa é **a responsabilidade individual:** não são raros os casos em que pessoas, cujas características genéticas se assemelham, tenham destinos completamente diferentes a partir de suas escolhas, hábitos e estilo de vida. Aquele que se responsabiliza individualmente por suas escolhas, projetando os benefícios a curto, médio e longo prazo consegue, sim, ter um resultado que impacta positivamente sua saúde física e como consequência, sua saúde emocional, mental e espiritual (não necessariamente nesta ordem). E hoje, já temos informação disseminada em uma escala suficiente para que uma pessoa consiga entender o impacto de suas decisões, ou da falta delas.

O segundo motivo está intrinsecamente ligado à informação disseminada com um grande aditivo: aqui temos a **evolução tecnológica e o avanço sem precedentes dos estudos sobre genética, epigenética e integralidades de uma medicina que consegue hoje fornecer uma infinidade de informações capazes de nortear as escolhas daquele que já entendeu a responsabilidade individual sobre si.**

Em nossa cultura, por muito tempo fomos levados a crer que éramos vítimas aleatórias de uma saúde individual baseada em dados e estatísticas que não levavam em conta o comportamento e as decisões do indivíduo. O avanço cultural, o entendimento do cenário social, o envelhecimento da população, o crescimento na dita medicina da saúde (e não mais da doença) e mudanças de conceito no estilo de vida, contribuíram para a expansão de nosso olhar responsável sobre nós, trazendo recursos valiosos para entendermos a longevidade de forma positiva e viver sabendo que somos capazes de escolher o melhor caminho.

E assim, o **mapeamento genético** se apresenta como o guia, o manual de funcionalidades capaz de fazer com que pela primeira vez tenhamos entendimento do que há por baixo da superfície. Traz o conhecimento de si que por muito tempo estava condicionado a um profissional que muitas vezes tinha pouca visão do quadro, justamente por não termos evoluído um recurso tão valioso e preciso quanto o que temos hoje.

O próprio nome já diz: mapeamento. O mapa nos mostra o caminho. Com ele, entendemos os possíveis obstáculos, prevemos novas diretrizes, decidimos o que fazer a curto, médio e longo prazo, sendo inclusive provisionar recursos e calcular o tempo dessa viagem incrível chamada VIDA. E nesta jornada, cada um de nós — com tantos recursos e informações — é quem está na condução!

BENEFÍCIOS DO MAPEAMENTO GENÉTICO

A partir do momento em que olhamos para nossa saúde com foco em longevidade saudável, ativamos nossa responsabilidade individual e começamos a buscar alternativas certeiras e de maneira determinada para construir a qualidade de vida que almejamos e que é perfeitamente alcançável. Para isso, o conhecimento integral de si, de suas características físicas, genéticas, seu histórico e estilo de vida atual precisam ser colocados sob um microscópio para uma análise detalhada. Só entendendo o cenário atual é que se trata rotas inteligentes para onde se quer chegar.

O mapeamento genético, como detalhamos no capítulo anterior, tem a função analisar a sequência completa de DNA humano como um todo, em busca de características, informações importantes para se montar um bom planejamento de sua saúde. Autoconhecimento é a chave!

BENEFÍCIOS DO MAPEAMENTO GENÉTICO

CURTO PRAZO

- CONHECIMENTO DE DADOS
- PROJETAR CENÁRIOS

MÉDIO PRAZO

- PREVENÇÃO
- PLANEJAMENTO DE NOVAS ROTINAS

LONGO PRAZO

- AUTOCUIDADO
- AMPLIAÇÃO DO BEM-ESTAR E DA AUTONOMIA, RESULTANDO NA LONGEVIDADE PRODUTIVA

AUTOCONHECIMENTO É A CHAVE!

Em curto prazo, o benefício de um exame como este é que imediatamente o mapeamento genético se torna um importante auxiliar preventivo para qualquer pessoa, otimizando toda e qualquer análise para tratamento preciso. Instantaneamente, temos o benefício do conhecimento de dados, o entendimento e domínio de informações capazes de projetar cenários mais otimistas e racionais sobre o futuro de nossa saúde.

Em médio prazo, tais resultados serão extremamente valiosos para um planejamento familiar e condução de uma nova rotina, um novo estilo de vida, novas decisões e novos hábitos de acordo com o que se projeta para uma longevidade mais saudável e produtiva em todos os sentidos. Prevenção de certas patologias, diagnósticos de doenças gênicas, conduta clínica preventiva, manejo adequado, preventivo ou até mesmo de contorno de desequilíbrios na saúde que se manifestem são alguns dos benefícios de um bom mapeamento genético.

Em longo prazo, temos saúde e autonomia prolongados verdadeiramente com a grande vantagem do impacto emocional positivo, ampliando o bem-estar das pessoas e promovendo a qualidade de vida projetada, construída e mantida. Aqui voltamos à consciência e responsabilidade individual que reforçam o entendimento de que saúde não se barganha, longevidade não se negocia sem o ativo correto e o investimento constante do autocuidado.

EXAMES GENÉTICOS E A POSSIBILIDADE DE CONDUÇÕES CERTEIRAS, MAIS RÁPIDAS E EFICAZES

GEORGEA VON CZEKUS PICHLER

A nutricionista Dra. Georgea Von Czekus Pichler é uma das grandes profissionais brasileiras que viu nos exames genéticos a resposta para intervenções eficazes no dia a dia com seus pacientes. A relação com eles permeia as bases sólidas da conscientização e do entendimento dos tantos fatores da vida rumo à longevidade e à prevenção de doenças e desequilíbrios. Desde que começou a incentivar os mapeamentos genéticos entre seus pacientes, a condução e o resultado de seus acompanhamentos e tratamentos têm sido certeiros e eficazes, uma vez que se entende — como diz — o caminho das pedras percorrido por cada paciente. "Costumo replicar o que o Professor Rodolfo sempre diz: o mapeamento genético é um manual de instrução do ser humano. E se o temos, por que não lê-lo e estudá-lo para o nosso melhor funcionamento?", diz.

A Dra. Georgea explica que quando recebe o mapeamento genético de um paciente que já apresenta algum sintoma ou já está ciente de alguma patologia já estabelecida, o exame genético permite uma condução e orientação muito mais direta ao ponto. "Aqui, deixamos de 'tentar', de testar e ficar presa a metodologias de erro e acerto e passamos a ser certeiros nas tomadas de decisões. Conseguimos pontuar exatamente o que aquele corpo está precisando. E tudo isso de uma forma muito tranquila, segura e eficiente, tanto para mim quanto para o paciente. Esse, aliás, acaba tendo menos gastos — de tempo, de recursos e até das emoções —, uma vez que vê as abordagens tendo resultado positivo. Depois disso, a relação de confiança passa a ser ainda mais forte e é aí que temos certeza de que estamos no caminho certo", reflete.

A premissa de que se uma pessoa quer desfrutar de uma vida sem dor ou sofrimento é a de que se faz necessário cuidar da saúde é quase que um mantra em todos os atendimentos da nutricionista. E essa conscientização é um dos pilares de todo o trabalho que desenvolvemos. Sem profissionais como a Dra. Georgea, que entendem o todo, que incentivam a busca por autoconhecimento físico e sua condição de saúde em todas as etapas da vida, auto-observação e comprometimento consigo mesmo, não teríamos tanta fé em um futuro tão promissor como temos hoje. É com conhecimento e conscientização que faremos a diferença na qualidade de vida das pessoas. Um paciente por vez.

AO CONHECER SEU MAPEAMENTO GENÉTICO, ENTENDERÁ COMO E COM O QUE PRECISARÁ SE NUTRIR PARA A VIDA LONGEVA E SAUDÁVEL QUE BUSCA

`CRISTIAN UETI`

Impossível não mencionar nestas páginas a experiência do Cristian Ueti, empresário e atleta de alto nível, descendente de japoneses, que com uma clareza tamanha sobre sua meta de saúde e vida longeva, autorresponsabilidade e consciência mergulhou nos estudos e na experiência de fazer seu mapeamento genético na fase adulta. Morando no Japão, Ueti é desses exemplos de como o conhecimento do próprio corpo, de seus hábitos, histórico familiar e estilo de vida foram brilhantemente norteados pelo aconselhamento genético. Sua predisposição genética ao desenvolvimento de doenças agressivas — como o câncer — fizeram-no entender seu total funcionamento e tornar claros os caminhos a seguir com o intuito de evitar e contornar possíveis distúrbios em seu sistema.

Os avós de Ueti nasceram em Okinawa — umas das conhecidas *blue zones* do mundo — e esse fato deixa sua história ainda mais inspiradora para o despertar da autoconsciência e nossa relação de responsabilidade com a saúde pessoal. Sua busca pelo mapeamento genético se deu por conta de sua carreira como *personal trainer*, fisiculturista e sua atuação em campeonatos, tendo iniciado uma série de estudos sobre questões hormonais, genética, performance e saúde há alguns anos. "Foi quando esbarrei nos termos de mapeamento genético e me interessei profundamente pelo assunto. Nesta busca, ouvi o Professor Rodolfo, em uma entrevista para um podcast, e entrei em contato com ele. Eu já havia feito um exame genético no Japão, mas não tão detalhado quanto o que fizemos posteriormente e que me deu informações importantes sobre o futuro de minha saúde", diz Ueti.

Por conta de sua carreira, Ueti havia feito uso de esteroides anabólicos e precisava entender a extensão desse uso em seu organismo. Mais do que isso, o histórico familiar do empresário apontava para possibilidades de doenças como o câncer, uma vez que a patologia era bastante comum entre seus familiares. Era necessário aprofundar nessa busca para implementar novas diretrizes de autocuidado e corrigir rotas para sustentar a qualidade de sua saúde física e — por que não dizer também — emocional e mental.

"Ali descobri várias coisas importantes de minha genética e hoje vivo uma rotina de vida muito mais detalhada com relação ao que devo evitar e ao que devo me atentar para continuar nutrindo o caminho de minha saúde, longevidade e elevar minha qualidade de vida", reflete. Hoje, o empresário é um dos grandes incentivadores do mapeamento genético, incentivando a prática entre clientes, alunos, familiares e arrastando pelo exemplo, afinal, sua disciplina e responsabilidade com sua saúde são outros dois grandes valores dignos de nota em sua história! "Para se ter a saúde e longevidade que almeja, é preciso entender o corpo, entender seus hábitos, saber o que é preciso evitar, como se nutrir ou suplementar. E por meio do mapeamento genético, conseguimos não só esses índices como o entendimento das possibilidades de doenças. Aqui na academia isso também é uma prioridade já que índices de performance com um desempenho saudável também podem ser norteados por esse exame. Cada vez mais entendo que o mapeamento genético deve ser algo concreto na rotina das pessoas", frisa Ueti.

São histórias de pessoas assim que fortalecem nosso propósito. O caso admirável de Ueti é um exemplo de como a parceria com um bom profissional de saúde, o mapeamento e a conduta pessoal do paciente podem transformar a realidade de uma pessoa em busca por uma vida longa e saudável.

SEM EUFORIA OU DESLUMBRAMENTOS: LONGEVIDADE E QUALIDADE DE VIDA SÃO ESCOLHAS MADURAS, PRECISAS E GANHAM FORÇA E RESULTADO COM DISCIPLINA

MARCOS YAMANAKA

Sinto-me muito privilegiado e honrado quando converso com pessoas sobre nosso trabalho e seus impactos positivos na vida de cada um. São centenas de milhares de histórias de vida que se entrelaçam com as nossas, cada uma mais espetacular que a outra. Seres humanos incríveis e com quem aprendemos lições valiosas e temos trocas sem preço, pois cada paciente nos inspira ao abrirem suas jornadas para os prescritores. Nosso trabalho é permitir acesso a informações que ajudem a construir um caminho mais claro e seguro para seguir a vida. Entre tantos *cases* de sucesso, tenho a honra de testemunhar histórias como a do amigo Marcos Yamanaka, empresário brasileiro que em 2024 participou de uma competição de fisiculturismo, em pleno vigor físico e saudável aos 61 anos.

Sua história sempre ganha meu respeito e atenção quando sinto em suas palavras a maturidade e a consciência de sua decisão ao realizar seu mapeamento genético. Não que as outras histórias não tenham a mesma carga de consciência, mas Marcos carrega na alma e na voz de seus depoimentos uma certeza e uma autorresponsabilidade que poucos carregam. Se eu pudesse apostar que existe um gene capaz de ativar a maturidade das boas escolhas, diria sem medo de errar que o empresário o tem em larga escala.

Marcos Yamanaka começou a buscar informações sobre mapeamento genético para identificar possíveis doenças hereditárias herdadas, uma vez que sua família já tinha um histórico de graves doenças cardiovasculares. Seu objetivo primordial foi focar na prevenção de tais patologias e, se possível, identificar possibilidades e até mesmo potencialidades ligadas aos seus genes. Identificar o ponto frágil e o ponto forte para se manter em equilíbrio.

Muitas foram as mudanças na vida do empresário, em especial, o que abrange as atividades físicas mais específicas e direcionadas para manutenção de uma boa saúde, bem como a alimentação pelo mesmo motivo. "Além disso, suplementos necessários identificados com o auxílio do mapeamento e exames de sangue direcionados pelo Professor Rodolfo. Posso dizer que o impacto concreto é o estilo de vida que escolhi e vivo hoje. O resultado é visível para qualquer pessoa que tenha contato comigo e tenha me conhecido antes do estilo de vida que adotei por minha saúde. Sou uma prova viva de que funciona", reforça.

Gosto do depoimento de Marcos sobre o assunto, pois ele é daqueles que segue a máxima de "arrastar pelo exemplo". Sabe que sua escolha foi pessoal e por mais que fale e incentive pessoas a cuidar de si, entende que o exemplo pode inspirar e impactar a vida de quem o cerca. "O objetivo para uma vida mais saudável é absolutamente pessoal, mas poder levar — com meu exemplo — a mensagem de preservação e respeito à saúde e à vida que Deus e nossos antepassados nos proporcionaram é algo maravilhoso. Assim como a chance de poder viver longevamente e com saúde".

Para Marcos, a facilidade com que a indústria tecnológica aborda hoje a sociedade atual tem impactado negativamente muitos setores da vida e enfraquecendo as novas e as atuais gerações nos aspectos físico, psicológico e espiritual. "Noto isso a cada geração. Se continuarmos como estamos hoje, a tendência é piorar nesses aspectos. Talvez por intermédio da ciência — e da consciência de nossas escolhas — consigamos reverter esse processo e fortalecer nossas escolhas para um futuro mais sadio em todos os aspectos que citei", diz o empresário. Marcos reforça ainda que o mapeamento genético pode ter um peso decisivo nesse processo, uma vez que tem toda a condição de identificar os parâmetros necessários que fazem comunidades em certas partes do mundo serem mais felizes e mais saudáveis vivendo uma vida centenária, enquanto outros não conseguem o mesmo feito com a mesma qualidade de saúde. "Se cada atleta, por exemplo, fizesse o mapeamento genético, tenho certeza que aumentaria a qualidade e sua vida útil em mais de 60%", aposta o empresário.

A FÓRMULA F2: FRAGILIDADE E FORTALEZA

FABIO BECHELLI

Sempre que preciso começar a esclarecer o conceito do mapeamento genético e da importância do exame com seu grande impacto na vida das pessoas, brinco que existe uma fórmula para esse entendimento. "Vamos explorar o conceito F2", digo em tom bem-humorado, mas não menos sério para introduzir esse universo fantástico de conhecimento. Aqui, uma pequena brincadeira com duas palavras simples e que abrem portas do autoconhecimento — seja no aspecto emocional, mental e físico. Falamos de **Fragilidades e Fortalezas** para uma compreensão tridimensional de seu funcionamento biológico.

Nesse mesmo sentido, cito aqui o respeitado amigo e profissional, o médico Dr. Fábio Bechelli, que usa as mesmas expressões para modular o entendimento dessa grande ferramenta no dia a dia com seus pacientes e sua direta abordagem de argumentos quando explana sobre o exame genômico. Doutor Bechelli aplica seus conhecimentos de maneira individualizada em seus pacientes e é um dos profissionais que mais se destaca por sua atuação e explicações claras, diretas e certeiras.

"Faço questão de sempre argumentar a respeito de pontos de **menor resistência**, de **pontos mais frágeis** que todos temos e também argumentar sobre **pontos fortes**, duas condições naturais de todos os seres humanos. Isso facilita muito a compreensão sobre como manejar os pontos frágeis e como investir nos pontos fortes para expressar melhor essas fortalezas", diz Dr. Bechelli.

Para ele, a chave do sucesso nos casos em que o exame genético é adotado nos cuidados com um paciente está na identificação precisa dos pontos frágeis para atuar com segurança e exatidão para o condução ou manejo de um transtorno ou patologia, esteja ela já instalada ou não naquele organismo, bem como suas propensões e inclinações a determinados desequilíbrios. "Se um problema já está ocorrendo e este paciente nos procura querendo entender como chegou nessa situação, olhar os pontos frágeis pode nos dar um quadro de entendimento do processo fisiopatológico muito mais certeiro e amplo, aumentando as chances de sucesso de contenção e tratamento de uma doença", afirma.

Doutor Bechelli é desses profissionais cuidadosos que analisa as fragilidades com afinco, tal qual um experiente engenheiro que avalia uma grande obra e aponta as zonas de vulnerabilidade e instabilidade. Sabe como ninguém que só depois que entendemos o processo de adoecimento é que conseguimos procurar os recursos para ajudar ou tratar o paciente, seja para aliviar minimamente uma situação ou até mesmo para se vislumbrar e validar as possibilidades de cura.

Em sua rotina com os pacientes e o uso do mapeamento genético como ferramenta de cuidado e expansão de conhecimento, o médico aponta cenários otimistas e inspiradores quando conversamos sobre como cada paciente recebe ou aborda a ideia do exame. Hoje, com a disseminação das informações seguras sobre o tema, somada ao ímpeto de cuidado pessoal e olhar diferenciado sobre a saúde, os pacientes não só estão abertos a receberem a indicação e possibilidade do mapeamento genético, como também chegam já com o pedido e interesse genuíno em saber mais sobre sua saúde. Querem entender seus funcionamentos, suas fragilidades e fortalezas, criando uma relação ainda mais positiva de trocas com o profissional de Saúde prescritor.

Tal comportamento dos pacientes demonstra uma forte necessidade em cada vez mais profissionais de Saúde se atualizarem e estudarem ainda mais sobre as possibilidades do mapeamento genético, bem como seus impactos e benefícios, para oferecer um recurso de tamanha importância para o cuidado com a sua saúde pessoal ou a de um familiar.

"Identifico duas possibilidades quando entendo a necessidade do exame: prevenção ou entendimento", comentário certeiro do médico. Prevenir quadros por consciência de histórico familiar ou entender o que anda se passando naquele organismo que pode ou não estar em desequilíbrio. "Normalmente, são pacientes com visão mais ampla, com abertura à inovação ou são pacientes que têm uma necessidade de uma explicação crível de por quais motivos sua saúde não está andando tão bem", explica Dr. Bechelli.

Para ele, o exame é um grande diferencial para a compreensão de processo de adoecimento, de compreensão maior das fragilidades do paciente e de como podemos atuar com antecedência. O grupo de pacientes abertos a aceitar o exame em seu consultório é grande, de acordo com Dr. Bechelli. "São eles que me procuram sabendo que posso atuar nessa área, em conjunto a outras ferramentas de uma abordagem muito ampla e personalizada e unificada, seja para diagnóstico ou para terapia", reforça.

Por causa de sua habitual conduta clínica e de sua abordagem integral e personalizada, o pedido para o mapeamento genético acontece de forma muito espontânea, sendo demandado pelo próprio paciente. Prova de que um trabalho profissional, que cobre tantas frentes como é o caso do Dr. Bechelli, acaba encontrando e agregando ainda mais ferramentas certeiras para potencializar os resultados com seus pacientes.

"Cabe a nós, profissionais de saúde, de posse de tantas informações, construirmos um caminho para diminuir o sofrimento de pacientes, a partir de toda a compreensão que temos sobre a doença e a saúde", argumenta o médico, lembrando que seu conhecimento do paciente também deve abranger — além da parte genética — sobre hábitos de vida, alimentares e outros, para oferecer com segurança métodos de suporte como neuromodulação — uma de suas áreas de prática clínica — ou suplementações específicas. Tudo de modo absolutamente personalizado, considerando cada indivíduo e sua realidade em tantos aspectos.

Fico impressionado e orgulhoso em presenciar o trabalho do Dr. Bechelli, lançando mão de tantos recursos para seus pacientes. Ele é um verdadeiro *hub* de conhecimento em saúde e entende seu paciente como um ser único e irrepetível. Seus conhecimentos abrangem Medicina Tradicional Chinesa, Medicina Biológica Alemã, Neuromodulação, estudos minuciosos de microssistemas e uma lista infinita de tantos recursos de sua formação que fica impossível listar tudo aqui. Um bom cruzamento de informações, dados e integração desses conhecimentos fazem a diferença no propósito de carreira desse profissional e obviamente na vida de tantos que têm a sorte de tê-lo como médico parceiro.

O PROPÓSITO DA TAMBORIN LIFE SCIENCES PARA ALÉM DA GENÉTICA

Um ideal disruptivo e um propósito nobre para levar consciência e conhecimento, impactando uma geração inteira na busca pela verdadeira saúde de precisão e da longevidade produtiva. Essas foram as bases e as inspirações genuínas ao entendermos as ferramentas tecnológicas mais avançadas e sua grande potencialidade para transformar nosso entendimento e nosso relacionamento com a própria saúde. Uma mudança de mentalidade necessária para uma geração e para um momento de mundo, quando estamos cada vez mais longevos, porém adoecidos por tantos vieses.

Nesse sentido, ampliamos nossa responsabilidade individual, pois entendemos ser necessário ir além, abranger mais camadas de um círculo de relações humanas para que a saúde integral fosse uma realidade a ser projetada e conquistada. **Responsabilidade generalizada** foi nosso norte. Se não pensássemos dessa forma, o colapso seria certo em todas as esferas imagináveis de convívio. Colapsaríamos como sistema de saúde, como sociedade, na economia, na família, na comunidade e colapsaríamos como humanidade.

É um misto de orgulho, propósito, idealismo, visão e confiança de futuro estar à frente de uma empresa com tamanha missão. Digo missão, pois entendo que empreender em um segmento tão inovador e com tamanho propósito de letrar e conscientizar as gerações futuras sobre saúde tem esse peso e honra. Sentimos na alma e usamos nossa expertise e conhecimento para materializar esse ideal. Isso é o que diferencia uma empresa de qualquer outra área que nasce com objetivos somente comerciais (o que é perfeitamente válido também) para outras cujo propósito seja transformar seu meio e seu tempo. Quando isso acontece, todas as ferramentas, conhecimento e investimento se unem a uma grande certeza no coração e na alma desses líderes, fundadores ou investidores e é quando vemos uma história ser escrita.

Estes são os sentimentos que vêm à mente quando discorro sobre todo o trabalho da **Tamborin Life Sciences**, pois, desde sua fundação, consolidamos-nos como um dos viabilizadores de um dos maiores centros de pesquisa e desenvolvimento em tecnologias para a saúde no mundo, cuja base de

TAMBORIN LIFE SCIENCES + PACIENTE: UMA DUPLA. PARCERIA SÓLIDA COM O PRÓPRIO PACIENTE, QUE SE TORNA UM "AGENTE POTENTE".

dados em genética soma centenas de milhares de variantes genéticas.

Esses dados e comprometimento com os mercados em que atuamos ganham força à medida que vemos que, por meio do mapeamento genético que realizamos, todo indivíduo consegue planejar o caminho para viver mais e melhor, contornando obstáculos e manejando, na medida do possível, futuras doenças ou condições desfavoráveis.

Tamborin Life Sciences + paciente: Uma dupla. Parceria sólida com o próprio paciente, que se torna um "agente potente".

Outro ponto que nos deixa bastante seguros e inspirados em nosso propósito dentro da **Tamborin Life Sciences** e é uma parte fundamental do trabalho que é ativada a partir do ensino a profissionais de saúde que passam pelos nossos cursos de extensão sobre Individualidade Bioquímica, pois eles entendem o mapeamento como parte essencial para o manejo de casos clínicos ou que tenha a mesma visão sobre a nova medicina da longevidade. São médicos de todas as especialidades, dentistas, nutricionistas e uma gama bastante diversa de guardiões da saúde que entendem a necessidade de conhecer melhor a condição genética de cada paciente. E mais: formam uma dupla, uma parceria sólida com o próprio paciente, que se torna um "agente potente" na transformação de sua saúde.

Formamos um ciclo virtuoso. Formamos uma tríade potente. A empresa com a tecnologia, conhecimento e ferramental adequado e seguro, munida de um propósito genuíno, o prescritor que exerce o cuidar como nunca antes imaginado e o paciente — hoje AGENTE — que fecha o ciclo consciente do trabalho de entender de si próprio. Assim, cultivamos e nutrimos a saúde que almejamos. **ESSE É O CAMINHO.**

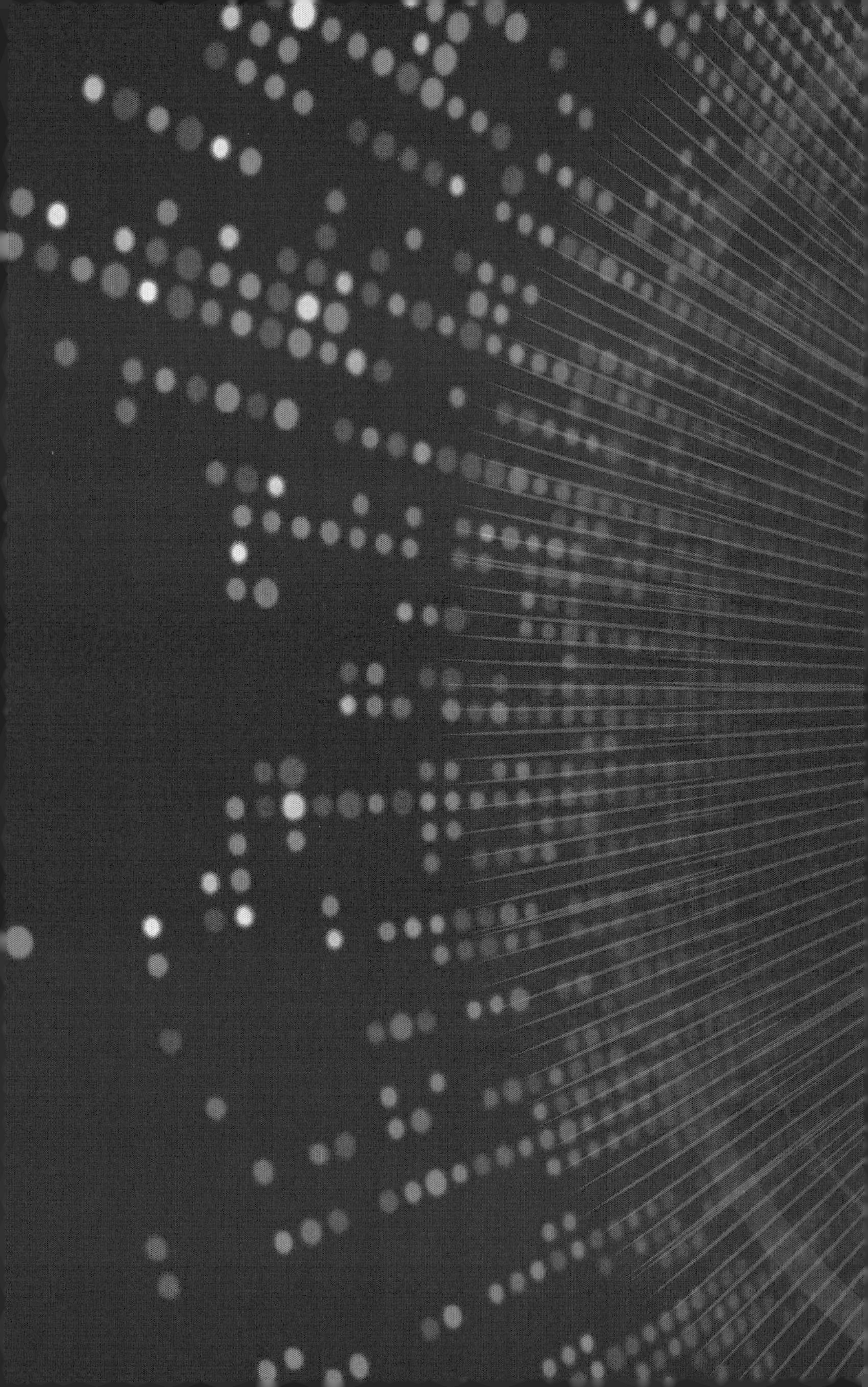

CAPÍTULO 5

E no futuro?

"O FUTURO DOS EXAMES GENÉTICOS E DAS TECNOLOGIAS GENÔMICAS PROMETE REVOLUCIONAR A FORMA COMO ENTENDEMOS E TRATAMOS AS DOENÇAS, OFERECENDO NOVAS OPORTUNIDADES PARA CUIDADOS NA SAÚDE, DE FORMA MAIS PERSONALIZADA, EFICAZ E INCLUSIVA."

DR. MARC GIGONZAC
GENETICISTA

Como pesquisador, professor e empreendedor, eu, Rodolfo, sempre penso em como será daqui para a frente. Já evoluímos muito, mas a caminhada ainda é longa. Podemos sonhar com uma revolução na saúde que vai mais prevenir do que tratar? Atualmente, o que fazemos é tratar a doença? Temos plano de saúde ou plano de doença? Porque buscar a saúde é evitar que a doença chegue.

Quando converso com os profissionais prescritores que tornam possível o trabalho de conscientização sobre o mapeamento genético em seus consultórios, sinto uma satisfação tamanha em entender como essa relação profissional de saúde e paciente evolui ao longo da história. Hoje, com os recursos que temos e com a comunicação mais

> **"A COMUNICAÇÃO MAIS PLURAL E ABERTA, AS PARCERIAS ENTRE PROFISSIONAIS E PACIENTES TORNAM-SE CADA VEZ MAIS SÓLIDAS E LONGEVAS."**

plural e aberta, as parcerias entre profissionais e pacientes tornam-se cada vez mais sólidas e longevas, uma vez que a chegada de exames mais precisos e amplos torna tangível a meta de vida longa, com qualidade e saúde preservada em todas as fases da vida.

Esses pensamentos me levaram a conversar com o Dr. Marc Gigonzac, biomédico, mestre em Genética Humana e doutor em Biotecnologia, que atua na área de aconselhamento genético. Um profissional de competência e referência ímpares em seu segmento. Em nossa conversa, pude quase tatear essa realidade cada vez mais próxima de um estilo de vida e conscientização da saúde por parte de todos. Suas palavras formam um argumento potente sobre como o conhecimento dos fatores genéticos pode capacitar o paciente a tomar decisões informadas sobre estilo de vida, dieta, exercício e acompanhamento da saúde como um todo, visando à prevenção de doenças e a promoção da saúde.

"A comunicação mais plural e aberta, as parcerias entre profissionais e pacientes tornam-se cada vez mais sólidas e longevas."

O futuro da Medicina não está apenas na tecnologia, em equipamentos e laboratórios. Está, principalmente, na informação. E esse é o fundamental motivo deste livro: levar informação e mudar o modo como lidamos com as doenças, sobretudo aquelas passadas de pais para filhos e que, principalmente por serem genéticas, parecem ser inevitáveis e irremediáveis.

Um dos mecanismos da mudança faz parte da relação profissionais de saúde-paciente há anos. Argumentar com o paciente sobre como cuidar da saúde, mudando pequenos hábitos ou adotando hábitos específicos que vão fazer a diferença e fazer com que ele entenda os benefícios de longo prazo para ter uma vida longa e ativa.

"Como geneticista, sempre converso com meus pacientes sobre mudança de hábitos e cuidados com a saúde por meio de uma abordagem personalizada e educativa. Destaco a cada um como conhecer seus fatores genéticos pode dar ferramentas a ele para tomar decisões inteligentes e informadas sobre estilo de vida, dieta, exercício e acompanhamento da saúde como um todo, visando à prevenção de doenças e à promoção da saúde. Além disso, é fundamental mostrar a importância da prevenção primária, ou seja, das pequenas mudanças nos hábitos diários que podem ter um impacto significativo na saúde ao longo do tempo, contribuindo para uma vida mais saudável e prolongada", analisa Dr. Marc em nossa conversa.

Por atuar já há muito tempo no aconselhamento genético, Dr. Marc considera de extrema importância as informações genéticas individuais, afinal, cada ser é único e exclusivo. Em sua relação com os pacientes, sempre foca na empatia, no cuidado e na comunicação clara, com o objetivo de esclarecer as dúvidas e de conduzir da melhor forma possível as informações que obtém depois de um exame genético e também pela história familiar. "Ao explicar os resultados de maneira compreensível, discutimos tanto os aspectos positivos quanto os possíveis riscos ou implicações de saúde encontrados. A partir daí, o paciente pode tomar suas decisões e, juntamente ao seu médico assistente, verificar as melhores alternativas preventivas ou terapêuticas, se necessário", conclui.

Dr. Marc Gigonzac é uma grande inspiração de conduta neste trabalho incrível de parceria com seus pacientes e faz, definitivamente, a diferença na vida de cada um que passa por seu aconselhamento e cuidado. "Faço o mapeamento genético dos meus pacientes, não só preventivamente, mas também daqueles com patologias já instauradas. A análise genética ajuda em inúmeras situações e pessoalmente acredito ser sempre extremamente valiosa. Imagine, por exemplo, como é difícil para um casal que tem um filho com uma condição genética há vários anos e que ainda não tem um diagnóstico estabelecido. Vejo isso constantemente na prática clínica, sobretudo ao lidar com doenças genéticas raras".

São cerca de 7 mil doenças raras conhecidas, entre elas a acromegalia (produção exagerada do hormônio do crescimento), diabetes insípida (alteração no equilíbrio dos líquidos do corpo), ELA (Esclerose Lateral Amiotrófica – doença do sistema nervoso que enfraquece os músculos e afeta as funções físicas), fenilcetonúria (doença congênita, que restringe a alimentação), fibrose cística (doença genética que atinge seriamente os pulmões), talassemia (doença genética no sangue) etc., atingindo cerca de 13 milhões de pessoas no Brasil. Elas são genéticas em 80% dos casos e, para 95% deles, ainda não há cura.

Dr. Marc é enfático ao dizer que, ao fornecer informações cruciais para um diagnóstico preciso e rápido sobre as condições genéticas, permitimos que a família saiba com o que está lidando e, sempre que possível, direcione para tratamentos específicos ou alívio de sintomas, melhorando a qualidade de vida — de todos — e reduzindo complicações para o portador da doença. Concordo com ele em 100%, afinal, o mapeamento genético pode fornecer *insights* valiosos sobre a condição genética e o seu prognóstico, permitindo uma melhor compreensão do curso da doença e dos potenciais desafios futuros.

E POR FALAR EM FUTURO...

É com grande entusiasmo e entendimento que Dr. Marc fala do futuro. "Os exames genéticos e as tecnologias envolvendo a genética são promissores e incluem várias tendências e avanços. Sempre digo: é o futuro! Como geneticista, acredito que os avanços nas tecnologias de análises genômicas se tornarão cada vez mais acessíveis, rápidos e precisos, além de haver uma integração da IA — inteligência artificial, ou AI, em inglês — em análises de bioinformática, ciência interdisciplinar que usa os conhecimentos da matemática, estatística, informática para analisar dados biológicos".

Para ele, a principal perspectiva está nos avanços da terapia gênica, que introduz num organismo genes saudáveis em substituição ou modificação aos doentes ou disfuncionais, oferecendo novas esperanças para o tratamento de doenças genéticas e adquiridas como câncer, HIV, leucemia, hemofilia etc. Espera-se que novas técnicas e abordagens terapêuticas sejam desenvolvidas, ampliando o alcance e a eficácia dessas intervenções, além de evitar a recorrência na família. Isso vai permitir passar de pai para filho apenas heranças mais saudáveis.

No geral, para o geneticista, o futuro dos exames genéticos e das tecnologias genômicas promete revolucionar a forma como entendemos e tratamos doenças, oferecendo novas oportunidades para cuidados na saúde, de forma mais personalizada, eficaz e inclusiva. Esse também é nosso pensamento.

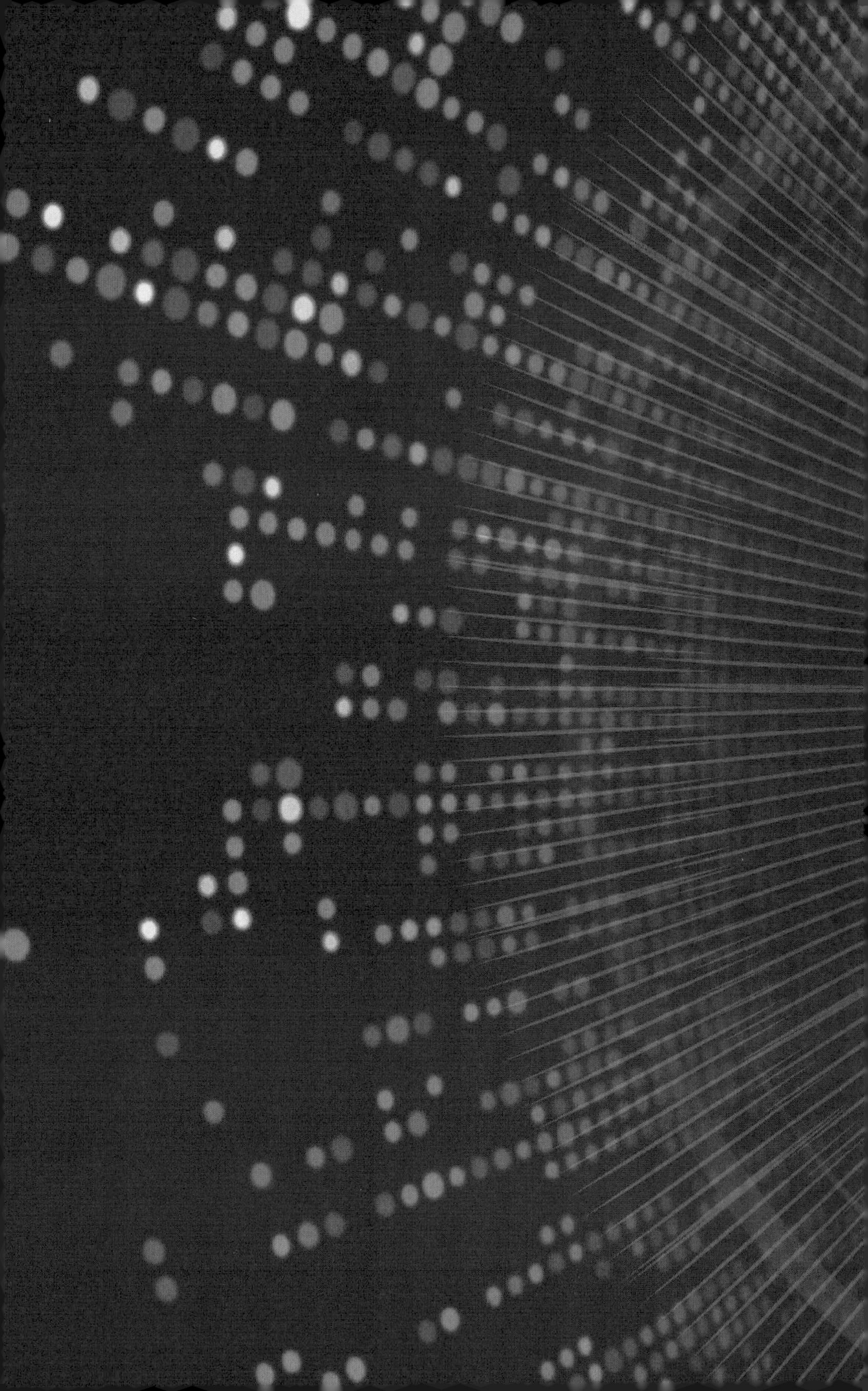

CAPÍTULO 6

Viver em uma "Blue Zone" é possível?

BLUE ZONES

LOMA LINDA
ESTADOS UNIDOS

SARDENHA
ITÁLIA

PENÍNSULA DE NICOYA
COSTA RICA

BLUE ZONES SÃO REGIÕES QUE PRODUZEM VIVENTES CENTENÁRIOS POR *PER CAPITA*.

ATÉ A PUBLICAÇÃO DESTA OBRA, ESTIMAM-SE CINCO ÁREAS DE BLUE ZONE NO MUNDO.

ICARIA
GRÉCIA

OKINAWA
JAPÃO

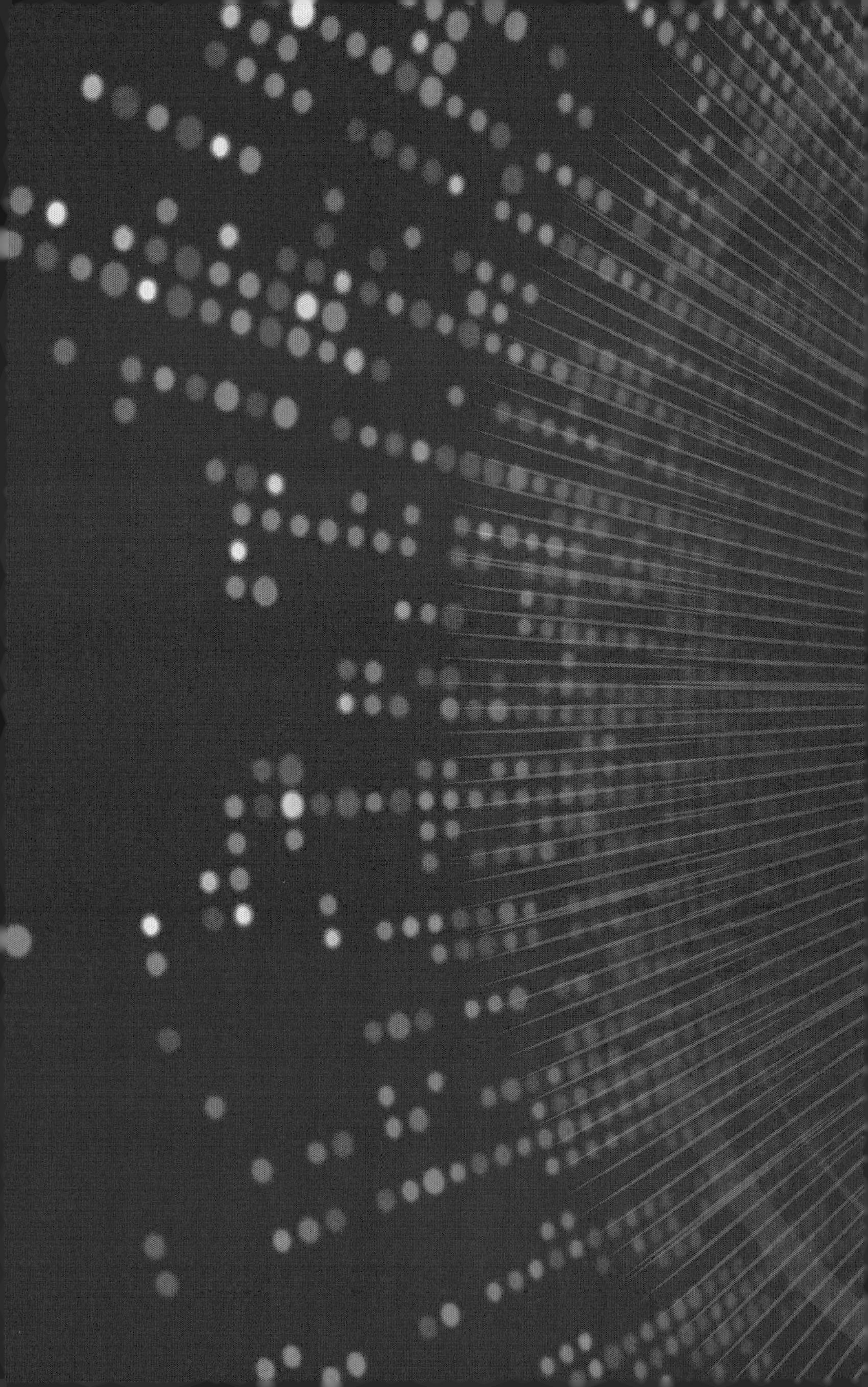

É muito provável que você já tenha ouvido a expressão "Blue Zone" (ou Zonas Azuis na tradução para o português). A expressão tomou conta da internet em 2023 e fez o algoritmo das redes sociais alavancar o interesse de milhões de pessoas pelo mundo a começarem a flertar com a longevidade saudável e a possibilidade de atravessar os cem anos com mente e corpo sãos.

E um dos estopins positivos para o mundo despertar para as Blue Zones foi o documentário primoroso do jornalista e escritor americano Dan Buettner, intitulado "Como Viver até os 100 anos — O segredo das Zonas Azuis" (produzido pela gigante Netflix®), em que ele desbrava cinco comunidades únicas, onde as pessoas têm vidas muito longas e felizes pelo mundo. O assunto é campo de pesquisa de pelo menos três décadas e há um vasto campo de pesquisa sobre as Blue Zones no mundo. Mas em era de algoritmos, é preciso sempre um pop-up, uma faísca de interesse para despertar a consciência e direcionarmos o fluxo de atenção para algo grandioso. E foi que aconteceu com esse tema tão relevante e que ganha um capítulo de atenção e detalhamento neste livro.

Okinawa (Japão), região da Sardenha (Itália), Península de Nicoya (Costa Rica), Ikaria (Grécia) e Loma Linda (Califórnia, nos Estados Unidos) são as cinco Zonas Azuis espalhadas pelo globo e que tiveram o mergulho de pesquisa do escritor para entender como lugares tão diversos tinham em comum a vida mais longeva, feliz e saudável. Quais eram as similaridades, os hábitos, os segredos conectados que levariam a população a um estado pleno de longevidade? O que estaria ali que poderia ser adotado pelo resto do mundo? Seria possível levar um pouco da cultura, de um hábito, de uma conduta social, por exemplo, a outros lugares que pudessem almejar o mesmo destino de saúde? Como uma Blue Zona poderia inspirar outras localidades pelo globo terrestre?

A resposta para todos esses questionamentos — e mais uma centena deles que surgem ao longo de nossas pesquisas em busca de dados para a saúde — vem em camadas, abrange muitos círculos e, por incrível que pareça, pode ser mais clara e fácil de compreender do que você imagina.

DIFERENTES NOS DETALHES, MAS SIMILARES NO *MODUS OPERANDI*

Diferenças geográficas, clima, cultura, alimentos específicos de cada lugar, idioma, hábitos saltam aos olhos quando vemos isoladamente essas Blue Zones. Com tanta diversidade de argumentos, como mapear o caminho de sinergia entre esses lugares que levam ao mesmo resultado positivo que é uma população longeva e produtiva? E foi olhando para o *modus operandi*[1] da vida de cada lugar que foi possível entender o que tinha como potência e como podemos nos inspirar a fim de dar pequenos passos e tentar emular uma Blue Zone pessoal.

Cada um desses lugares se destaca pela qualidade de vida extrema, boa memória dos casos mais longevos, prática de exercícios físicos, uma alimentação mais funcional, com destaques para alguns alimentos ainda cultivados pelos próprios moradores como por exemplo a "Beni Imo", uma batata-doce roxa, senso de comunidade, boa relação com o meio e o entorno. Seu modo de conviver, de ver a vida, de preservar — hábitos, valores ou patrimônios imateriais e materiais do lugar — apontaram para um modo de viver replicado das gerações anteriores que pode ser a chave que abre a sala de respostas dessa jornada.

---

1 É uma expressão em latim que significa "modo de operação").

RESPEITO AO ESTILO DE VIDA DOS ANCESTRAIS

A primeira pergunta que recebo ou que noto e tenta saltar em uma conversa sobre o assunto — seja entre amigos ou em alguma palestra — é a seguinte:

"Mas a resposta para essa longevidade não está em uma possível mudança no DNA dessas populações das Blue Zones?".

E eu sempre respondo com um certeiro, seguro e sonoro **não**. Afinal, um DNA humano se mantém quase intacto por pelo menos dez mil anos, diferente de hábitos e costumes que podem mudar radicalmente em uma década, impactando de forma drástica a saúde de uma geração, por exemplo.

Notamos que um ponto em comum dessas Blue Zones é que — mesmo sendo lugares um pouco mais distantes ou isolados dos grandes centros (como Okinawa e Sardenha, por exemplo), certo estilo de vida e um jeito de fazer as coisas como os ancestrais daquela região era mantido. Mesmo em uma *big city* como Califórnia, nota-se que o respeito ao estilo de vida de quem veio antes é o que norteia o modo de viver e sentir da Blue Zone que segue firme mantendo centenários lúcidos e saudáveis servindo de exemplo de seu meio.

Nesse ponto, preciso elucidar ao leitor brasileiro algo relevante e simples: com o nosso tamanho de país, extensão incrível de território e uma pluralidade sem-fim de etnias que formam nosso povo (indígenas, europeus, africanos e outros), não é tão simples sugerir que consigamos mapear hábitos ancestrais e replicar seu comportamento como fórmula uma vida mais saudável. No entanto, é perfeitamente possível lançarmos mão dos exemplos de conduta e de vivência das Blues Zones somada à tecnologia de hoje de um bom mapeamento genético individual para criar para si a área azul de construção de sua saúde e longevidade que se almeja.

Como? Depois de esmiuçar uma série de bons conteúdos, pesquisas, consumir fontes seguras desse vasto campo de informações sobre as zonas azuis, quero listar áreas cujas quais podemos refletir e começar a aplicar em nossa vida.

HÁBITOS ALIMENTARES E DIETAS

Comecemos pelo básico. O que você tem colocado no prato ao longo da última década? Última década, não. Vou facilitar e pedir a você uma reflexão sobre os últimos quatro anos de hábitos alimentares. Você anda "descascando mais" ou "desembalando mais"? Sua conduta tem sido em reforçar hábitos de *fast-foods*, optar pelos industrializados por causa da dita "praticidade" ou costuma dedicar tempo ao preparo de seus alimentos, optar por frutas, leguminosas da temporada e valorizar alimentos locais? Outro ponto: a quantidade do seu prato. Você costuma mandar para dentro tudo que aparece — seja qual for o alimento — ou há um limite equilibrado entre saciedade e prazer de comer?

Comprovado que uma alimentação saudável e consciente pode ser um dos segredos da longevidade, os moradores das Blue Zones comprovam essa máxima com duas condutas simples, porém poderosas. A primeira é a regra dos 80%: não comem até ficarem cheios, mas até que se sintam satisfeitos. Há uma diferença enorme entre as expressões. O segundo ponto é a escolha do que se escolhe pôr no prato. Frutas, vegetais, oleaginosas, cereais, legumes, sementes e... água! Nada de mais, nada de menos e até mesmo o consumo de carne vermelha controlado. Neste aspecto da alimentação, trago uma publicação científica que demonstrou como o baixo consumo calórico, ou seja, comer menos e de maneira controlada pode influenciar na velocidade do envelhecimento assim como na qualidade desse processo. Acompanhe a história da famosa descoberta.

A Universidade Wisconsin-Madison, nos Estados Unidos, em 1989, começou um grande estudo com primatas e restrição energética (calórica) na dieta! A publicação feita na Nature Communications, sendo conduzida pelo Centro de Pesquisas com Primatas em Madison.

Pesquisadores estudaram e acompanharam (follow-up) dois grupos (76 primatas ao todo, 38 para cada grupo) de macacos Rhesus durante vinte e cinco anos.

O primeiro grupo representado nas fotos A-B a seguir (Grupo "Control", ou em português "controle"), estavam liberados para comer o quanto desejassem. O segundo grupo representados pelas fotos C-D receberam 30% menos calorias na sua dieta baseando-se na taxa metabólica basal (Grupo "CR" - Caloric Restriction, ou em português "restrição calórica").

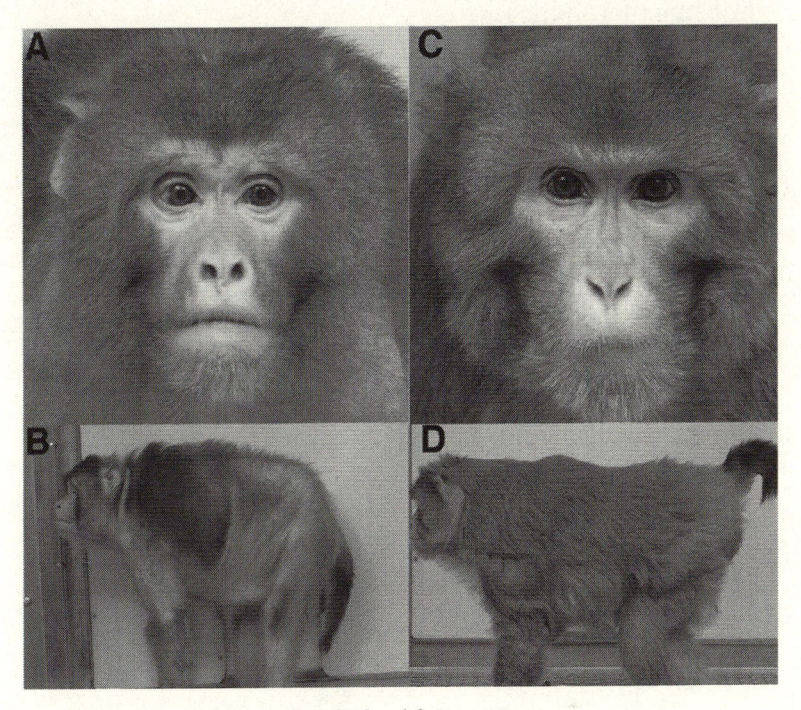

Fonte: http://news.bbc.co.uk/2/hi/health/8141082.stm

    O que foi descoberto durante o estudo foi: o grupo que NÃO TEVE RESTRIÇÃO ENERGÉTICA (comeram à vontade) envelheceram muito mais rápido, visivelmente quando olhamos a foto entre dois macacos, correto?! Também apresentaram riscos a doenças relacionadas à idade e, consequentemente, à MORTE quase três vezes maior quando comparado ao grupo que tiveram restrição energética em 30% do que costumavam comer.

Nesse estudo, os pesquisadores puderam observar o surgimento de doenças nos animais de controle, aqueles sem restrição calórica, como diabetes ou pré-diabetes e síndrome metabólica.

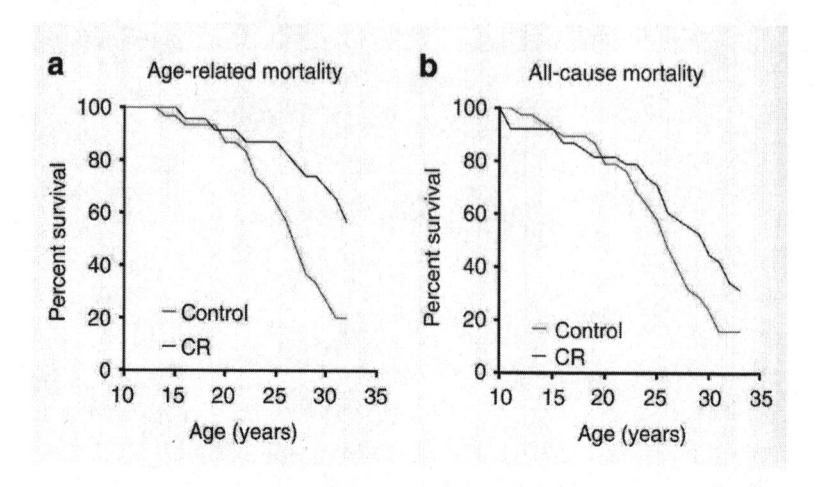

Fonte: http://news.bbc.co.uk/2/hi/health/8141082.stm . Em tradução livre, da esquerda para a direita. Horizontal: Cima: a - Mortalidade relacionada à idade. Baixo: Idade (anos). Vertical: Percentual de sobrevivência. Horizontal: Cima: b - Mortalidade relacionada a diversas causas. Baixo: Idade (anos). Vertical: Percentual de sobrevivência.

Como você pode identificar nas curvas de sobrevivência mostradas anteriormente, os macacos com dieta CR (Caloric Restriction) apresentaram melhora na taxa de mortalidade por todas as causas e na taxa de mortalidade relacionada à idade.

A mortalidade relacionada à idade inclui mortes por doenças cardiovasculares, câncer, diabetes, artrite, dentre outras.

Sessenta e três por cento, ou seja, 24 dos 38 macacos do grupo controle ("Control", alimentação à vontade) morreram de causas relacionadas com a idade, em comparação com apenas 26%, ou seja, 10 dos 38 animais do grupo com restrição calórica. Isso indica que a simples redução de calorias pode ter um impacto dramático na incidência de doenças causadas pelo envelhecimento.

Acredito que a mensagem desta parte do livro foi entregue, mas finalizo a explicação desse estudo com um trecho do próprio cientista responsável pelos achados: "Acreditamos que mecanismos de combate ao envelhecimento nas restrições calóricas dão pistas que levarão a medicamentos e outros tratamentos para frear o início de doenças e morte, diz o professor Richard Weindruch, da Escola de Medicina e Saúde Pública e um dos fundadores do estudo.

ATIVIDADES FÍSICAS: CORPO E MENTE EM PLENO MOVIMENTO

Já diziam nossos pais e avós: ficar parado enferruja. Nosso corpo é uma máquina extraordinária e precisamos oferecer uma manutenção adequada para que ela nos leve cada vez mais longe, sem contratempos. Uma coisa é corrigir um pneu furado e lidar com imprevisto pequeno em nossa viagem. Outra coisa é ter que lidar com um motor fundido na metade de nosso percurso.

Segundo a Organização Mundial de Saúde — OMS, o sedentarismo pode levar 500 milhões de pessoas a desenvolverem doenças cardíacas, obesidade, diabetes e outras doenças não transmissíveis até 2030, alerta um novo relatório publicado em 19 de outubro de 2022. O documento destaca a análise de dados de 194 países, que aponta que menos de 50% dos governos nacionais têm políticas de atividade física, e menos de 40% delas estão operacionais; enquanto isso, apenas 30% das nações têm diretrizes nacionais de atividade física para todas as faixas etárias.

Esse tema é mais um ponto importante de responsabilidade individual e também de diretrizes nas esferas de governo e de iniciativas privadas que devem permear a Saúde. Afinal, um colapso num sistema de saúde — seja ele público ou privado — é uma grande luz amarela que se acende com antecedência de posse desses dados.

Assim, nas Blue Zones, manter o corpo em movimento é outro "segredo" da longevidade. Loma Linda, por exemplo, a zona azul localizada na Califórnia, nos Estados Unidos, tem uma forte cultura de atividade física, em especial no caso dos idosos. E isso não inclui grandes atividades em uma academia ou uma prática esportiva intensa como vemos muitas vezes de forma teatral nas redes sociais. Trata-se da consciência do movimento, de escolher se movimentar, de não deixar de fazer atividades rotineiras como fazer um alongamento, caminhar diariamente, cuidar da casa e do jardim (caso tenha um). Manter-se em movimento, considerando um esforço lúcido para o corpo e também para que a mente continue ativa, organizando tais tarefas como uma espécie de "agenda do corpo" e mantenha-se em seu pleno funcionamento.

CONVIVÊNCIA E PERTENCIMENTO

A maneira como nos relacionamos com as pessoas e com o nosso entorno, com nossa comunidade tem um impacto tremendo em nossa qualidade de vida e em nossa saúde física, mental, psicológica e espiritual. Um ambiente hostil, cheio de conflitos e com pouca — ou quase nada — resolução e manejo emocional dificilmente vai forjar integrantes que não apresentem desequilíbrios em alguma área da vida. Os mais comuns e bastante discutidos na última década são os sentimentos de tristeza e estresse, cujos índices, segundo algumas pesquidas aumentaram significativamente; em especial de 2019 a 2021 por conta da pandemia mundial no cenário da COVID-19. O estudo publicado em março de 2023 na revista científica PNAS (Proceedings of the National Academy of Sciences) aponta que 31% dos entrevistados (quase 1 a cada 3 pessoas) reconheciam experimentar sentimentos de estresse, raiva, tristeza, preocupação e angústia durante grande parte do dia anterior.

A conclusão é baseada em dados recolhidos através de um amplo levantamento da empresa Gallup com 1,53 milhão de pessoas em 113 países.

Não fossem situações como vivenciamos durante a pandemia, o isolamento e a falta de uma perspectiva de futuro já seriam, por si só, fatores decisivos para um declínio considerável da saúde de um indivíduo, haja vista, que faz parte de nossa natureza integrarmos um grupo. Somos seres sociais e sim, precisamos uns dos outros para construção de nossa psique, de nossa sobrevivência, de eixo humano e social. Sentir-se pertencente a um meio e colaborar com ele, tornando-se parte ativa de uma comunidade ou grupo, em relações verdadeiramente simétricas podem apaziguar (e até erradicar) os sentimentos que descrevemos anteriormente.

Aqui novamente as Blue Zones nos validam o argumento de pertencimento com um comportamento em comum entre elas: o forte senso de comunidade, o convívio social diário e as relações que não permitem o isolamento (motivo de adoecimento de muitas pessoas em idade avançada nos grandes centros, por exemplo). É preciso ter pessoas para conversar, se divertir, para dividir experiências, para ser cuidado e para cuidar são pontos fortes de quem tem uma saúde mental forte e que mantém uma musculatura emocional capaz de refletir na saúde do corpo.

PROPÓSITO DE VIDA, TEMPO DE QUALIDADE E FÉ

Pode-se dizer com toda certeza de que este é um tripé da saúde emocional, mental e espiritual que reflete positivamente na saúde física e impacta na longevidade de um ser humano. Essas condutas — ou prática de valores individuais e sociais — também são comuns nas Blue Zones. A prática da espiritualidade e o cultivo da fé foram fortemente observados e mapeados em todas as áreas azuis, como pontos norteadores inclusive de um propósito de vida. É importante afirmar que quando falamos em espiritualidade aqui não estamos reforçando nenhuma crença específica ou religião. Nesse sentido, abrimos uma discussão muito mais ampla e filosófica, livre de dogmas ou julgamentos que preza pela conexão com uma inteligência ou presença superiores.

É preciso entender a espiritualidade como um conhecimento multidimensional que adere um significado e um sentido à vida de um ser humano, considerando suas experiências, sua narrativa pessoal, seu contexto, seus símbolos de entendimento. Dezenas de correntes filosóficas apontam para a necessidade do homem buscar uma conexão com o sagrado. Faz parte de nossa condição humana a busca pela conexão com o sagrado justamente para validar a experiência humana potente que temos na Terra. Aliás, um dos vieses culturais e ideológicos de Okinawa (nossa Blue Zone do Japão) é acreditar fortemente que a longevidade dos habitantes também tem a ver com a forte conexão com a fé.

Para tudo isso fazer sentido (propósito e fé — ou espiritualidade), ter tempo — ou conseguir tempo — para matutar e processar nossas escolhas é também um pilar importante nesta receita de saúde e longevidade. O modo como usamos o tempo também figura na "cartilha" das Blue Zones como ponto a inspirar nossas condutas e escolhas ou ao menos inspirar uma boa reflexão para nossas tomadas de decisões daqui para frente.

Aproveitar o tempo com a família, deixar o celular de lado quando estiver à mesa ou estar presente — verdadeiramente — em um compromisso com pessoas de que goste faz parte de uma vida muito mais saudável em todos os aspectos. Baixar a guarda da necessidade da produtividade a qualquer custo, diminuir o ritmo do dia a dia também podem figurar em sua lista de metas rumo à longevidade. Quer um exemplo de como cidades com grande qualidade de vida, seja ou não uma Blue Zones, colocam esses hábitos na rotina? Darei dois: na Ilha de Icária (Grécia), a soneca da tarde para alívio do estresse é uma rotina e impacta diretamente na convivência dos habitantes. Respeitam essa pausa como modo de resgatar o vigor físico e resguardar o emocional.

Já em Nuoro (Itália), o senso de comunidade se fortalece a partir do convívio das próprias famílias que, em vez de se separarem quando filhos crescem e se casam (formando seus próprios núcleos familiares), costumam morar pertinho dos pais e avós para que a convivência seja fortalecida.

Que modo mais bonito de cuidar da saúde. Uma longa história de vida com saúde e propósitos renovados à medida em que se envelhece. Esse, talvez, seja mais um fragmento do entendimento do algoritmo de Deus.

TEMOS BLUE ZONES NO BRASIL?

Em minhas pesquisas me deparei com um excelente artigo dos colegas da *Slow Medicine*, um movimento que pode ser traduzido como "Medicina sem pressa", pelo qual eles buscam oferecer na prática médica o melhor cuidado com o paciente, resgatando a primazia do tempo na ciência e na arte de cuidar. Ou seja, tempo para ouvir, tempo para refletir, tempo para construir relações sólidas e duradouras entre médicos, pacientes, famílias e comunidade. No artigo, que explicava de forma detalhada as conexões entre o estilo de viver das Blue Zones e os valores da *slow medicine*, duas cidades brasileiras são apontadas como focos de estudo e exemplos em qualidade de vida e por terem características muito semelhantes às regiões descritas no livro do jornalista e na série documental da Netflix®. Veranópolis, no Rio Grande do Sul, e Maués, na Amazônia. Segundo o artigo — e outro amplo conteúdo jornalístico sobre o assunto que li ao longo dos meses sobre as cidades brasileiras —, a vida dos descendentes de italianos na região serrana do Rio Grande do Sul tem muitas semelhanças com o estilo de vida dos habitantes das Blue Zones europeias, enquanto a região Amazônica destaca-se pelas particularidades de sua alimentação.

PANDEMIA E SEU IMPACTO: O QUE APRENDEMOS COM A PANDEMIA DO COVID-19

Começo este trecho do livro entendendo que todas as informações descritas anteriormente me levariam a este fechamento. Conforme ia pesquisando e organizando os pensamentos e sentenças para falar sobre as Blue Zones, sobre como podemos nos inspirar para replicar alguns comportamentos e hábitos para nossas áreas azuis pessoais — uma vez que não estamos fisicamente morando nas tais cinco áreas privilegiadas descritas no livro de Dan Buettner — a ligação com nossa história durante a pandemia do COVID-19 ia ficando cada vez mais latente. Isso porque muito do que foi estudado e listado como modo de vida e inspirações das Blue Zones foram situações que tivemos que viver na marra durante a pandemia. Durante esse período difícil em todo o mundo, fomos convidados, ou melhor, fomos intimados, a olhar para dentro de nossas casas e as atenções se voltaram para o nosso meio. Iniciamos uma análise que nos faria refletir sobre nossas escolhas e o impacto de cada atitude, desde as mudanças dentro de nossa família até nossa relação com o entorno.

O QUE 2020 NOS ENSINOU? A FRAGILIDADE DO SER HUMANO.

Um dos pontos que quero destacar aqui está diretamente relacionado às nossas características psicocomportamentais, massivamente postas à prova e também bastante remodeladas durante e pós-pandemia. Aprendemos a ser colaborativos, afinal, um surto pandêmico só se estabiliza com a união de todas as esferas, em especial, da população. Processos e cuidados básicos de higiene foram reforçados, o manejo psicológico foi visto como necessidade e quebramos paradigmas importantes para colocar em foco também nossa saúde mental em simetria com a saúde física em risco por conta do vírus. Aprendemos a cuidar de nosso próprio alimento, voltamo-nos para nossas cozinhas e mudamos nossa relação com o alimento conforme nossa necessidade pontual. Fortalecemo-nos como comunidade, condomínio, vizinhos, dentro do prédio, no bairro. Houve trocas de alimentos, de palavras de força e incentivo entre as pessoas e um senso de comunidade sendo formado. Precisávamos uns dos outros e nos fortalecemos mês a mês até atravessarmos essa fase.

Vivenciamos de modo doloroso e intenso o que muitas das Blue Zones vivenciam de forma pacífica todos os dias. E que muito provavelmente deu a elas uma vantagem tamanha sobre outros lugares do mundo ao atravessarem a pandemia. Quando olho para o que extraímos da COVID-19 e relaciono com a fortaleza física e psíquica das zonas azuis, vejo uma população resiliente de muitos lugares pelo mundo que construiu essa resiliência física, emocional e comportamental por vieses e motivações distintas. Aprendemos que um corpo e uma mente forte são construídos com atitudes e hábitos diários ao longo da vida e que a saúde física e a sanidade definitivamente não são negociáveis.

CUIDAR DA SAÚDE É BEM DIFERENTE DE CUIDAR DA DOENÇA:
COMO ATRAVESSEI A PANDEMIA E SOBREVIVI A UMA DAS EXPERIÊNCIAS MAIS DIFÍCEIS DO NOSSO SÉCULO

Peço licença ao leitor para colocar aqui um relato pessoal. Os períodos de *lockdown* durante a pandemia da COVID-19 mexeram — e ainda mexem — com nossa maneira de encarar a vida e com nossos hábitos. Fomos impactados pessoalmente, cada um a seu modo, por situações que somente nossa base de conhecimento poderia dar suporte. Sozinhos ou em família, vimo-nos organizando tudo que sabíamos para atravessar esse momento e separando informações e ações que pudéssemos partilhar com o meio para auxiliar na travessia.

O primeiro *insight* que queria compartilhar de forma muito simples foi: CUIDAR DA SAÚDE é bem diferente de CUIDAR DA DOENÇA. Esse pensamento era foco da minha ansiedade, pois quanto mais eu via o medo e questões de saúde pública se afunilando em busca de uma alternativa, mais queria pegar na mão das pessoas e explicar que era preciso ver além do quadro e focar naquilo que podíamos fazer de mais precioso e eficaz: manejar a SAÚDE, e não a doença.

Com o alastramento da COVID-19, via as pessoas se apequenando e — com razão — mais preocupadas em fugir do vírus do que tentar fortalecer seu sistema imunológico. Entendo que o clima de tensão e a tônica psíquica confusa e estressante faziam com que olhássemos somente para o problema. E assim caímos no clichê de não focar nas soluções, nas pequenas soluções cotidianas de cuidado com a nossa saúde. Eu que tinha a vida tão regrada em termos de exercícios físicos, me vi tendo que focar e buscar ânimo e alternativas para conseguir fazer meus treinos dentro de casa, uma vez que as academias estavam fechadas por causa da segurança. Foquei em um plano de exercícios — físicos e mentais — para manter minha saúde e não na possível doença que poderia me acometer.

Decidi — e entendi — que as soluções ideais seriam cuidar de mim e de minha família, fortalecer meu corpo, mente e imunidade para que a doença não se instalasse em um corpo saudável. E tudo isso, embasado na ciência, no bom senso e em muitas trocas com grandes profissionais de saúde que junto comigo, deram um passo bastante ambicioso no período.

Nossa bagagem e conhecimento precisava tomar corpo e precisávamos imunizar as pessoas contra o medo, o desgaste emocional e contra o fato de que a solução estaria somente do lado de fora. Como podíamos levar conscientização e conhecimento junto ao incentivo e à motivação para tanta gente não esmorecer e tomar atitudes para sua segurança e saúde? Assim, juntamos médicos, nutricionistas, cientistas, geneticistas, algumas das principais mentes pensantes que conheço, e gravamos um curso on-line com conteúdo extenso para informar e conscientizar as pessoas a começarem a cuidar de si. Além do isolamento e regras de segurança, distanciamento, uso de álcool em gel, havia muito mais a ser feito, incluindo uma coisa que só as pessoas poderiam fazer por elas: CUIDAR DE SI MESMAS.

Participei de programas de TV, *lives* e entrevistas levando esse conhecimento e ensinando a população que era preciso estar bem nutrido (de alimento, de informações, de crenças, de tudo) para uma boa imunidade e ficar fora do grupo de risco. E esse é um ensinamento que ficou para além da pandemia que atravessamos. Foi um período de muito trabalho — pessoal e profissional — e tenho orgulho em dizer que sei que plantamos uma semente importante e mudamos os hábitos de muita gente pelo Brasil, a qual entendeu que era preciso muito mais do que esperar amedrontados uma solução externa. Depois da pandemia, ficou muito mais claro para todos que é imprescindível estar saudável para não se colocar em risco seja qual for a patologia. E isso precisa ser construído antes que algo ruim como a COVID-19 chegue e se instale.

Mantenha seu ambiente e seu corpo saudável e fortaleça suas defesas para não ser pego de surpresa. Tenho a mais plena certeza de que esse período me ajudou a ver isso com ainda mais clareza e hoje sigo levando esse conhecimento e relato com mais força e afinco. **Há um custo muito alto em manejar a doença. Há um ganho incomensurável ao cuidar da saúde.**

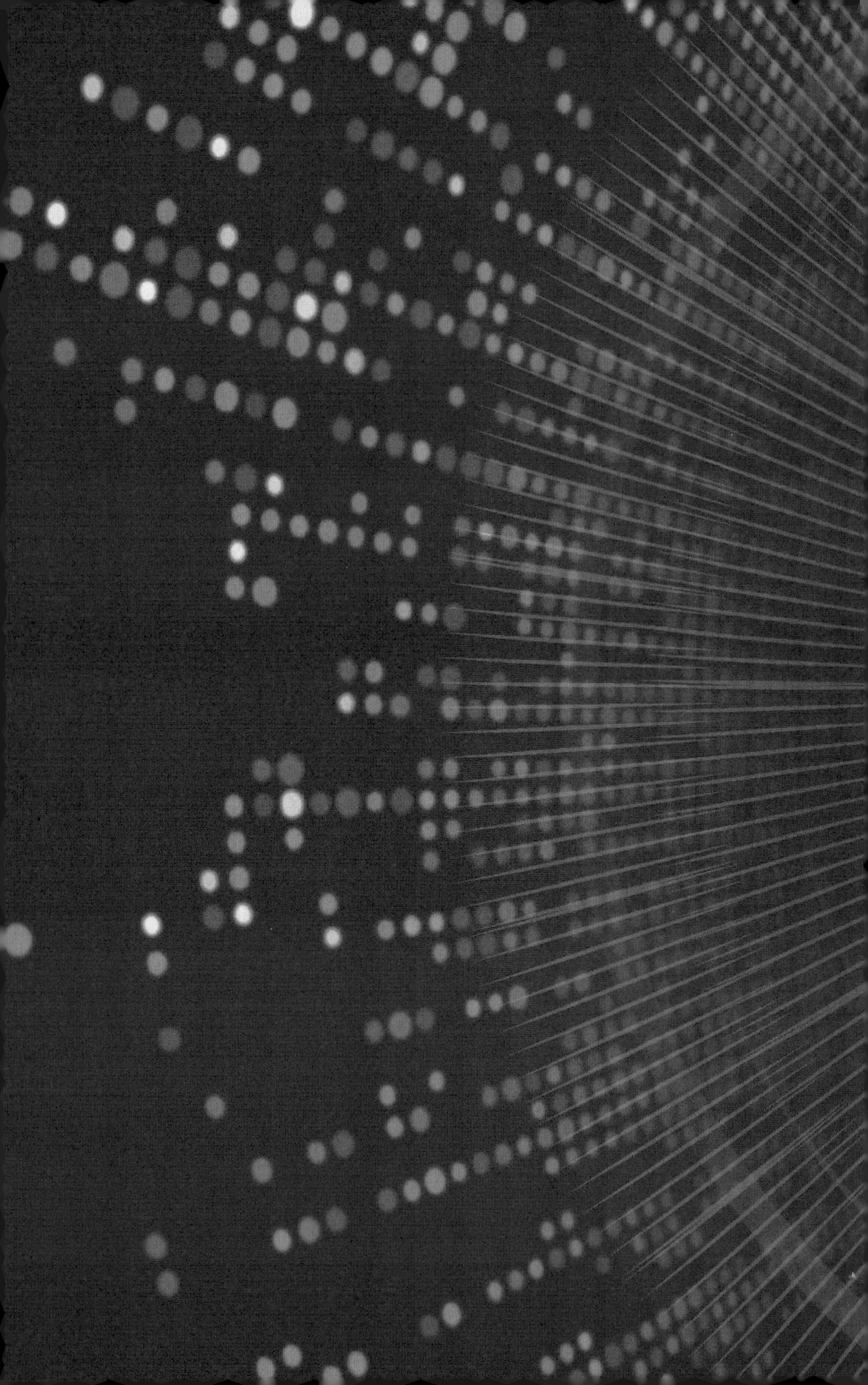

CAPÍTULO 7

Você não é todo mundo

"Você não é todo mundo." Quem nunca ouviu essa célebre frase de sua mãe quando você argumentava que "todo mundo" ia fazer algo que você queria? Você argumenta na tentativa de um sim: "... mas todo mundo vai mãe!". E ela sabiamente responde: "... mas você NÃO É TODO MUNDO". E ela tinha razão. A começar pelo seu DNA, pelo que está descrito nos seus genes, você é único. As milhares de combinações diferentes de genes tornam impossível haver alguém igual a você. Já sei o que vai dizer e adianto a resposta: nem seu irmão gêmeo, que é idêntico a você. Vocês podem ser iguais fisicamente, o que nós chamamos de fenótipo, mas o seu mapa, o seu genótipo, é só seu.

O DNA dos gêmeos idênticos é exatamente igual, contudo, o estilo de vida de cada um pode interferir no DNA: a alimentação, o nível de estresse, o trabalho, os exercícios podem modificar o genoma e gerar doenças diferentes entre eles. A esses fatores externos damos o nome de epigenética. Nosso corpo tem mecanismo próprio de ativar ou desativar os genes, reagindo ao ambiente onde você vive ou trabalha, estilo de vida que leva, mas sem mudar a estrutura do DNA. Ele pode apontar uma predisposição a uma séria doença, ou seja, a sua probabilidade de desenvolver uma doença de acordo com seus marcadores genéticos, porém você faz a lição de casa: se exercita com frequência, se alimenta bem, não bebe ou o faz com moderação, não fuma etc. Esses fatores externos à sua carga genética colaboram para que marcadores epigenéticos — conjunto de substâncias químicas que marcam o genoma e dizem às células o que fazer — podem isentar você da doença. E isso pode ser transmitido de pais para filhos, e netos, e todos aqueles que virão depois de você. Logo, quando cuida da sua saúde, não cuida apenas de si, mas também dos seus.

Já existem estudos que visam criar fármacos que permitem remover as marcas epigenéticas negativas, aquelas que favorecem a incidência de tumores, o que também pode revolucionar o tratamento de doenças como diabetes, lupus, doença de Alzheimer e até alguns vícios, mas sem apagar os marcadores positivos. Essas tecnologias são conhecidas como terapias gênicas.

GRANDES INSPIRAÇÕES PARA GRANDES PROPÓSITOS

Há um trecho de um poema replicado amplamente ao longo dos anos que permeia de forma muito profunda a consciência da autorresponsabilidade de nossa jornada. O trecho é uma conversa entre um homem e Deus, suas perguntas e respostas da Divindade sobre a humanidade.

> **"O QUE MAIS O SURPREENDE A RESPEITO DOS HOMENS?**
>
> **DEUS RESPONDEU:**
>
> **(...) — QUE ELES PERDEM SUA SAÚDE PARA GANHAR DINHEIRO E ENTÃO GASTAM O DINHEIRO PARA RECUPERAR A SAÚDE." (...)**

Este trecho já foi atribuído erroneamente — e infinitas vezes — a entrevistas e contos na voz do Dalai Lama, mas trata-se de um texto belíssimo chamado "Entrevista com Deus", um poema/conto bem curto de autoria do escritor inglês James J. Lachard (1923-2002), pseudônimo de John James Brown. O texto originalmente nunca chegou a ser publicado por ele, entretanto, por alguma razão, ressurgiu na internet em 2001 e não parou mais de ser compartilhado. Infelizmente, com as fontes alteradas, mas seu conteúdo é uma reflexão profunda de conexão com a fonte e de como a humanidade conduz sua vida de forma tão antagônica ao ser observada — de forma compassiva — pela grande Fonte. Recomendo fortemente a leitura do poema integral que pode ser encontrado na versão original em inglês e também em português em boas traduções e fontes confiáveis.

Perder a saúde é um preço muito alto a se pagar em busca de qualquer coisa. É por isso que, quando falamos sobre o trabalho que construímos na Tamborin Life Sciences, nos posicionamos com a responsabilidade de fortalecer uma cultura de autonomia e conhecimento sobre sua bioconstituição. É sobre construir uma cultura tão forte sobre acesso à identidade genética e seu direito ao entendimento de perfil metabólico que transcenda o valor econômico para as esferas do entendimento de possibilidades infinitas para uma vida longeva com qualidade. Só assim honraremos o algoritmo de Deus em toda a sua integralidade. Afinal, esta é a razão de ser deste algoritmo excelso: funcionar sem erros e sem *bugs*. A nós cabe entender e operar de forma grata e responsável essa tecnologia divina.

Preste atenção na imagem seguinte. Note que a lagarta é estruturalmente diferente da borboleta, não é?! Apesar da discrepância física entre elas, as características contidas no

Você não é todo mundo

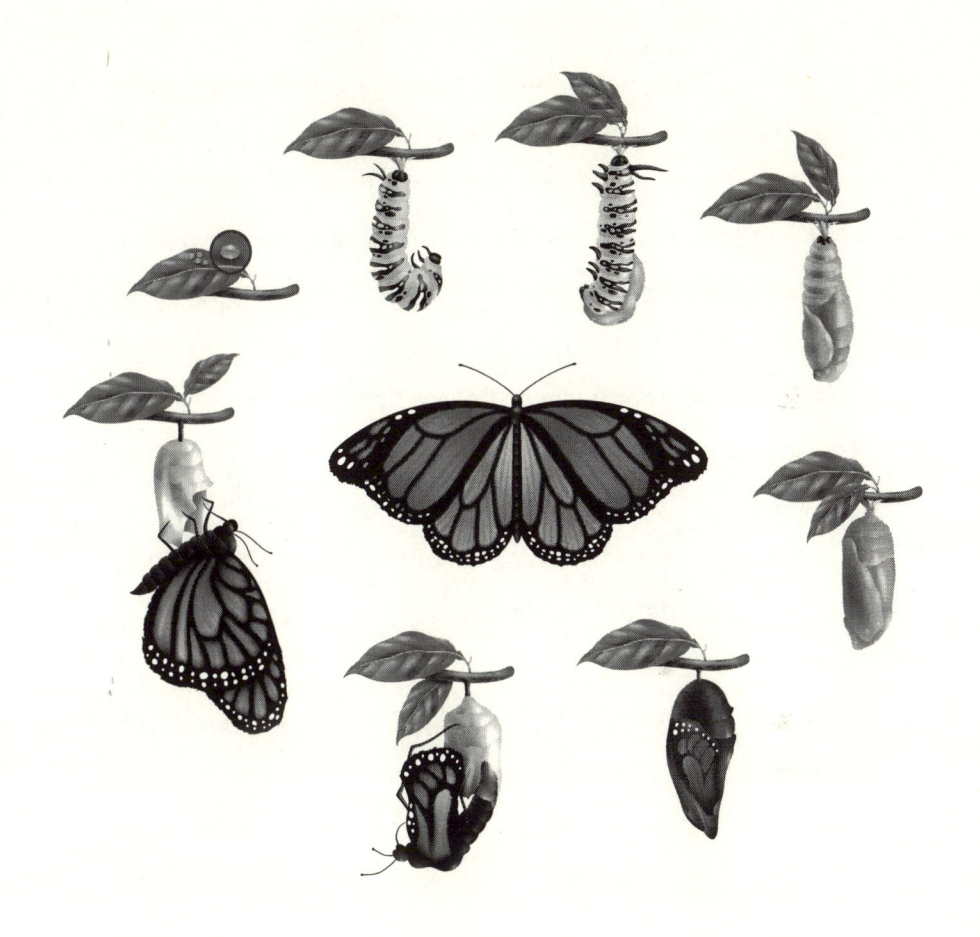

DNA da lagarta são as mesmas contidas no DNA da borboleta – as mesmas informações genéticas, o genoma não se altera depois que a metamorfose ocorre.

Na genética isso tem um nome:

O genótipo não se altera, mas o fenótipo sim.

Isso significa que você pode ter a genética que contenha o risco do desenvolvimento das piores doenças, você pode terminar a vida como uma borboleta, melhor do que sua forma pregressa, evoluindo e melhorando, pra isso é necessário aprender a viver de acordo com seu mapa genético, respeitando seus genes — suas fraquezas e fortalezas.

Entender e conhecer os nossos "calcanhares de Aquiles" para podermos protegê-los, é a melhor e única saída para isso.

Na pele, no nosso fio de cabelo, na mucosa da saliva, nas células de defesa do sangue (glóbulos brancos) e nas trilhões de células que constituem nosso corpo, é possível coletar amostras do DNA... porque o DNA está em tudo, organizando e ofertando as informações necessárias de como cada célula deve se "comportar" em perfeito equilíbrio com a demais, como se fosse um manual de instrução. Agora, pense comigo, se o DNA está em tudo e ainda é o mesmo material genético idêntico em todas as células, como cada órgão do nosso corpo sabe o que ele tem que fazer, como e quando!?

O Cérebro tem suas particularidades que se difere do Fígado, o mesmo ocorre com outros tecidos como nos Intestinos, Ossos, Coração. Cada um desses órgãos tem a mesma "receita do bolo", ou seja, o mesmo DNA, mas funcionam totalmente diferentes, em ritmo harmônico.

> Isso é uma Inteligência que vai além da compreensão científica desta época em que este livro foi escrito, gosto de acreditar em que, lá no interior das 30 trilhões de células que nos compõem, "MORA DEUS" — a sabedoria tecnológica infinita que orquestra este complexo algoritmo a tanto tempo.

PERGUNTA:

- **SERIA VOCÊ, UM MILAGRE?**
- **QUAL É A POSSIBILIDADE DE VOCÊ SER VOCÊ NESSAS CONDIÇÕES EM QUE TUDO ACONTECEU?**
- **E SE A PROBABILIDADE DE VOCÊ EXISTIR FOSSE DE 1 PARA 400 TRILHÕES?**

Há um cálculo bem interessante que nos faz mergulhar nessa vastidão sobre nossa existência, Dr. Binazir que calculou essa probabilidade é um escritor especializado em transformação pessoal, estudou em Harvard, formou-se em medicina pela Universidade da Califórnia e em Filosofia pela Universidade de Cambridge.

Acompanhe comigo este superraciocínio matemático sobre a sua existência: imagine que seus pais tenham se conhecido há vinte anos, há duas décadas a população mundial era aproximadamente de 4 bilhões de pessoas.

Então digamos que seus pais poderiam ter se esbarrado com um décimo do total, ou seja, com 400 milhões de pessoas. Dessas 400 milhões, podemos assumir que metade seria do sexo feminino e a outra metade do sexo masculino, certo?

Considerando que seus pais tenham conhecido um indivíduo do sexo oposto por dia dos 15 aos 40 anos de idade. A soma seria 10 mil pessoas.

Seu pai: se ele esbarrou com cerca de 10 mil mulheres até a idade adulta, a chance de que ele encontrasse sua mãe no meio das 200 milhões de mulheres é de 1 em 20 mil.

Temos que somar a chance de 1 em 20 mil de os seus pais cruzarem o caminho um do outro, a probabilidade de que se falassem nesse primeiro momento (1 em 10), a de eles combinarem em segundo encontro (também 1 em 10), e a chance de que eles continuassem se vendo (1 em 10 também) depois disso.

A probabilidade de os seus pais permanecerem juntos depois daquele esbarrão inicial e terem filhos é de 1 em 2 mil. INCRÍVEL? Esse número nem é o mais impressionante: as chances combinadas de que todos esses eventos dessem certo é de 1 em 40 milhões.

Em média, as mulheres contam com um "estoque" de aproximadamente 10 mil óvulos, enquanto os homens geralmente produzem 4 trilhões de espermatozóides durante a fase fértil.

Sendo assim, a chance de que um desses espermatozóides, todos do seu pai, encontrasse com um dos óvulos da sua mãe é de 1 em 400 quadrillhões.

Para que seus pais tenham se conhecido, conversado, curtindo a companhia um do outro, marcado novos encontros e terem decidido ter filhos juntos, os ancestrais deles tiveram que existir primeiro... que também venceram todas as probabilidades anteriores para que você pudesse estar aqui — multiplique aqui os 400 quadrilhões por eles mesmos diversas vezes.

Antes dos seus ancestrais diretos, você ainda tem que considerar o Homo sapiens e, antes dele, o Homo erectus, que por sua vez, veio do Homo habilis!

E esses caras, assim como outros tantos, evoluíram a partir dos primeiros organismos unicelulares que surgiram aqui na terra, há 4 bilhões de anos. Isso significa que, para que você surgisse no planeta, uma cadeia de eventos aconteceu exatamente como deveria...

VOCÊ NÃO É O ACASO!

Mas, precisamente, segundo os cálculos de Binazir, para descobrir a probabilidade de que a sua "linhagem" permanecesse intacta ao longo da existência da humanidade, temos que considerar uma chance em duas de que uma criança nasceria, cresceria e se reproduziria em cada geração - durante 150 mil gerações. Sabe quanto dá isso? UMA CHANCE EM 10^{45} mil.

Pense que para cada encontro dos seus ancestrais, o espermatozoide certo teve que fecundar o óvulo certo - ou um quadrilhão multiplicado por um quadrilhão para cada geração, o que significa que, na verdade, a probabilidade de que essas células específicas se encontrassem 150 mil vezes é de uma em $10^{2.640.000}$.

ESSA É A PROBABILIDADE DE VOCÊ EXISTIR $10^{2.640.000}$.

Multiplicando $10^{2.640.000}$ por $10^{45.000}$ por 2 mil e por 20 mil, temos que a probabilidade de você ser VOCÊ é de absurda e inimaginável... 1 em $10^{2.685.000}$!

Você tem noção do que é isso?

O número de átomos que compõem a Terra, por exemplo, é de míseros 10^{50}, e o número estimado de átomos que existem no Universo conhecido é de apenas 10^{80}.

E A CHANCE DE VOCÊ SER VOCÊ É DE 1 EM $10^{2.685.000}$!

Somos o resultado de todos aqueles que vieram antes de nós.

Albert Einstein disse: "Deus não joga dados".

Você não está aqui à toa.

Se depois de toda essa explicação matemática você não entendeu que você é um milagre, comece a olhar pra você dessa maneira.

Todos os eventos aconteceram para você estar aqui. Se você está aqui, faça valer a pena!

PARA TODA EVOLUÇÃO, ESTUDO E EMPENHO PARA TODA ELEVAÇÃO, FÉ

Estudo e empenho, junto ao comprometimento de um futuro melhor, fazem parte de minha vida profissional e pessoal. E em meu mais íntimo propósito, para minha elevação, seja ela em qualquer esfera de minha vida, a fé é forte companheira e ferramenta de construção de caráter e de presença no mundo.

Assim como faço em todas as minhas palestras e encontros presenciais, quero encerrar nossa jornada de leitura deste livro agradecendo pela valiosa atenção até esta página. Meu apreço e meu respeito pelo tempo dedicado a este estudo e por sua genuína vontade de entender os meandros e mecanismos dessa sofisticada engenharia celeste. Colocando-me humildemente a serviço da humanidade na busca pela longeva qualidade de vida, ofereço os votos de fartura e acolhimento, emprestando trechos da belíssima — e antiga — bênção irlandesa — para manifestar meu desejo de uma vida longa e feliz a você. Sua trilha rumo a uma nova aventura está apenas começando.

"QUE A ESTRADA SE ABRA À SUA FRENTE,

QUE O VENTO SOPRE LEVEMENTE EM SUAS COSTAS,

QUE O SOL BRILHE MORNO E SUAVE EM SUA FACE,

QUE A CHUVA CAIA DE MANSINHO EM SEUS CAMPOS,

E, ATÉ QUE NOS ENCONTREMOS, DE NOVO...

QUE DEUS LHE GUARDE NAS PALMAS DE SUAS MÃOS!"

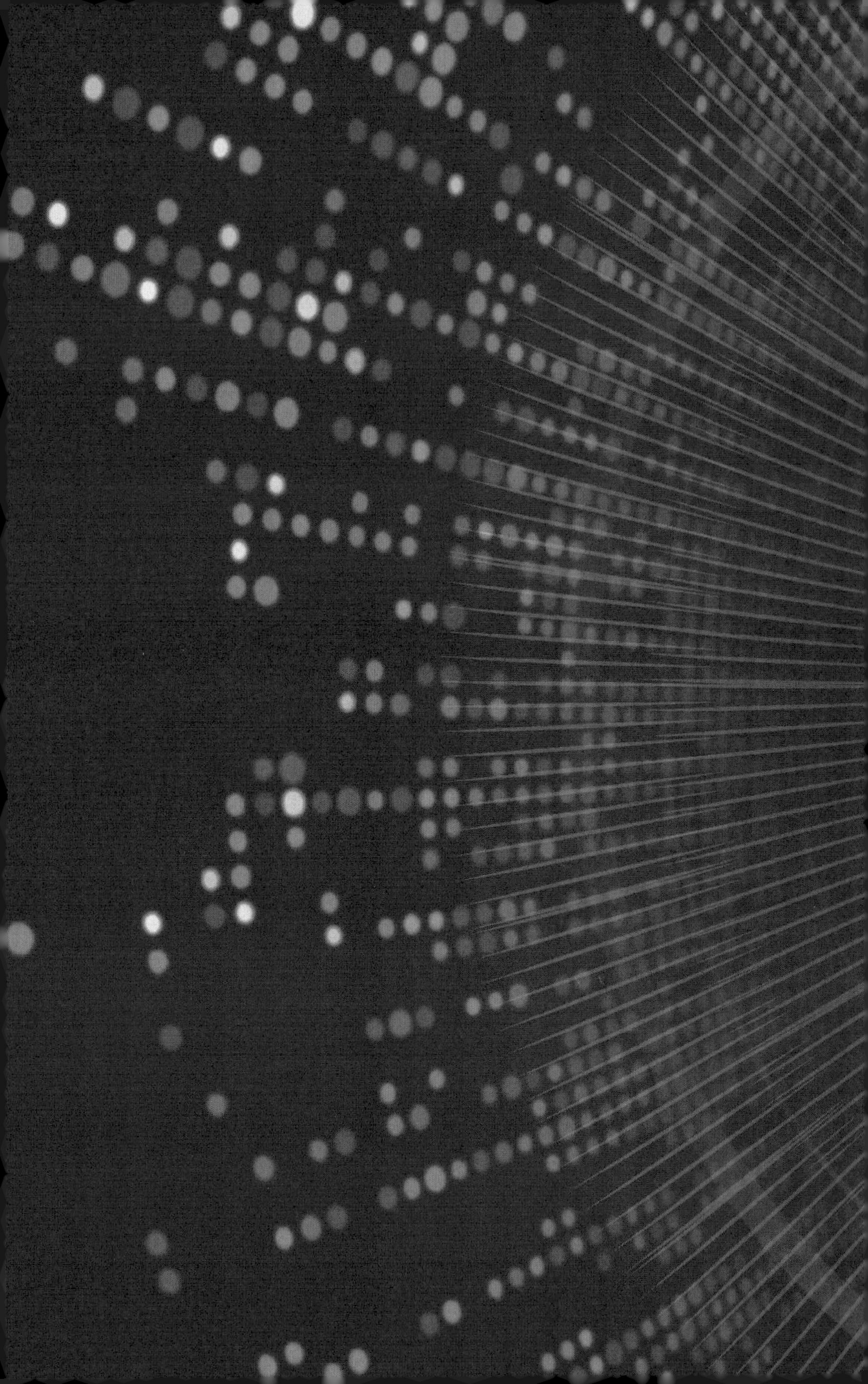

"NÃO EXISTE GENÉTICA RUIM, EXISTE UM ESTILO DE VIDA NÃO COMPATÍVEL COM SUA GENÉTICA"

RODOLFO TAMBORIN

REFERÊNCIAS

COLLINS, C. *Proof mounts on restricted diet*. BBC, 9 jul 2009. Disponível em: http://news.bbc.co.uk/2/hi/health/8141082.stm. Acesso em 31 jul. 2024.

BBC Brasil. *Variação genética entre pessoas é maior do que se pensava*. 23 nov 2006. Disponível em https://www.bbc.com/portuguese/reporterbbc/story/2006/11/061123_dnadiferencasg. Acesso em 25 out. 2024

FERREIRA, B. *Fact Check. Dalai Lama é o autor de reflexão sobre saúde e dinheiro?* Observador, 29 set. 2021. Disponível em: https://observador.pt/factchecks/fact-check-dalai-lama-e-o-autor-de-reflexao-sobre-saude-e-dinheiro/. Acesso em: 22 jul. 2024.

GAIA. *Interviewing God: islands of inner peace*. Gaia, [s.d.]. Disponível em: https://www.gaia.com/video/interviewing-god. Acesso em: 22 jul. 2024.

LACHARD, J. J. *An interview with God. Inspiration for the Spirit*, [s.d.]. Disponível em: https://www.inspirationforthespirit.com/an-interview-with-god/. Acesso em: 22 jul. 2024.

MACCHIA, L; DALY, M. *Global trends in emotional distress*. PNAS, 27 mar. 2023. Disponível em: https://www.pnas.org/doi/abs/10.1073/pnas.2216207120. Acesso em: 22 jul. 2024.

MACCHIA, L; DELANEY, L.; DALY, M. Global pain levels before and during the COVID-19 pandemic. Science Direct, 10 dez. 2023. Disponível em: https://www.sciencedirect.com/science/article/pii/S1570677X23001181. Acesso em: 22 jul. 2024.

MATT. *Calorie Restriction in Rhesus Monkeys*. CR VITALITY, 7 fev. 2019. Disponível em: https://www.crvitality.com/2014/04/calorie-restriction-in-rhesus-monkeys/. Acesso em 31 jul. 2024.

NILO, F. *DNA: saiba suas principais características e funções*. Blog possibilidades para vida, 29 jul. 2020. Disponível em: https://nilofrantz.com.br/dna-caracteristicas-e-funcoes/. Acesso em 22 jul. 2024.

ONU. *OMS: sedentarismo pode adoecer 500 milhões de pessoas até 2030*. 21 out. 2022. Disponível em: https://brasil.un.org/pt-br/204257-oms-sedentarismo-pode-adoecer-500-milh%C3%B5es-de-pessoas-at%-C3%A9-2030. Acesso em: 22 jul. 2024.

PENA, S. D. *A revolução dos testes de DNA*. Ciência Hoje, [s.d.]. Disponível em: https://cienciahoje.org.br/coluna/a-revolucao-dos-testes-de-dna/. Acesso em: 22 jul. 2024.

SANTOS, E. *Expectativa de vida do brasileiro sobe para 75,5 anos após queda na pandemia, mas é menor do que projeção inicial do IBGE*. G1, 29 nov. 2023. Disponível em: https://g1.globo.com/saude/noticia/2023/11/29/expectativa-de-vida-do-brasileiro-diminui-em-novo-calculo-do-ibge-que-considera-pandemia-e-censo-2022.ghtml. Acesso em: 22 jul. 2024.

STRICKLAND, R. *Interview with God*. FreePress, 2002.

TEIXEIRA, R. *Doenças raras atingem cerca de 13 milhões de brasileiros*. Rádio Senado, 2 fev. 2022. Disponível em: https://www12.senado.leg.br/radio/1/noticia/2022/02/02/doencas-raras-atingem-cerca-de-13-milhoes-de-brasileiros#:~:text=Acromegalia%2C%20Diabetes%20Ins%-C3%ADpida%2C%20Esclerose%20Lateral,em%20cada%2010%20mil%20indiv%C3%ADduos. Acesso em: 22 jul. 2024.

TRAFTON, Anne. *A comprehensive map of the SARS-CoV-2 genome*. Massachusetts Institute of Tecnology. 11 maio 2021. Disponível em: https://news.mit.edu/2021/map-sars-cov-2-genome-0511. Acesso em 25 out. 2024.

UNIVERSIDADE DE SÃO PAULO. *O seu DNA é igual ao dos outros seres vivos*. Instituto de Biociências, [s/d]. Disponível em: https://projetosemear.ib.usp.br/o-seu-dna-e-igual-ao-de-outros-seres-vivos.html. Acesso em 25 out. 2024.

VELHO, J. C. C. *The blue zones*. Slowmedicine, 5 jun. 2017. Disponível em: https://www.slowmedicine.com.br/the-blue-zones/. Acesso em: 22 jul. 2024.

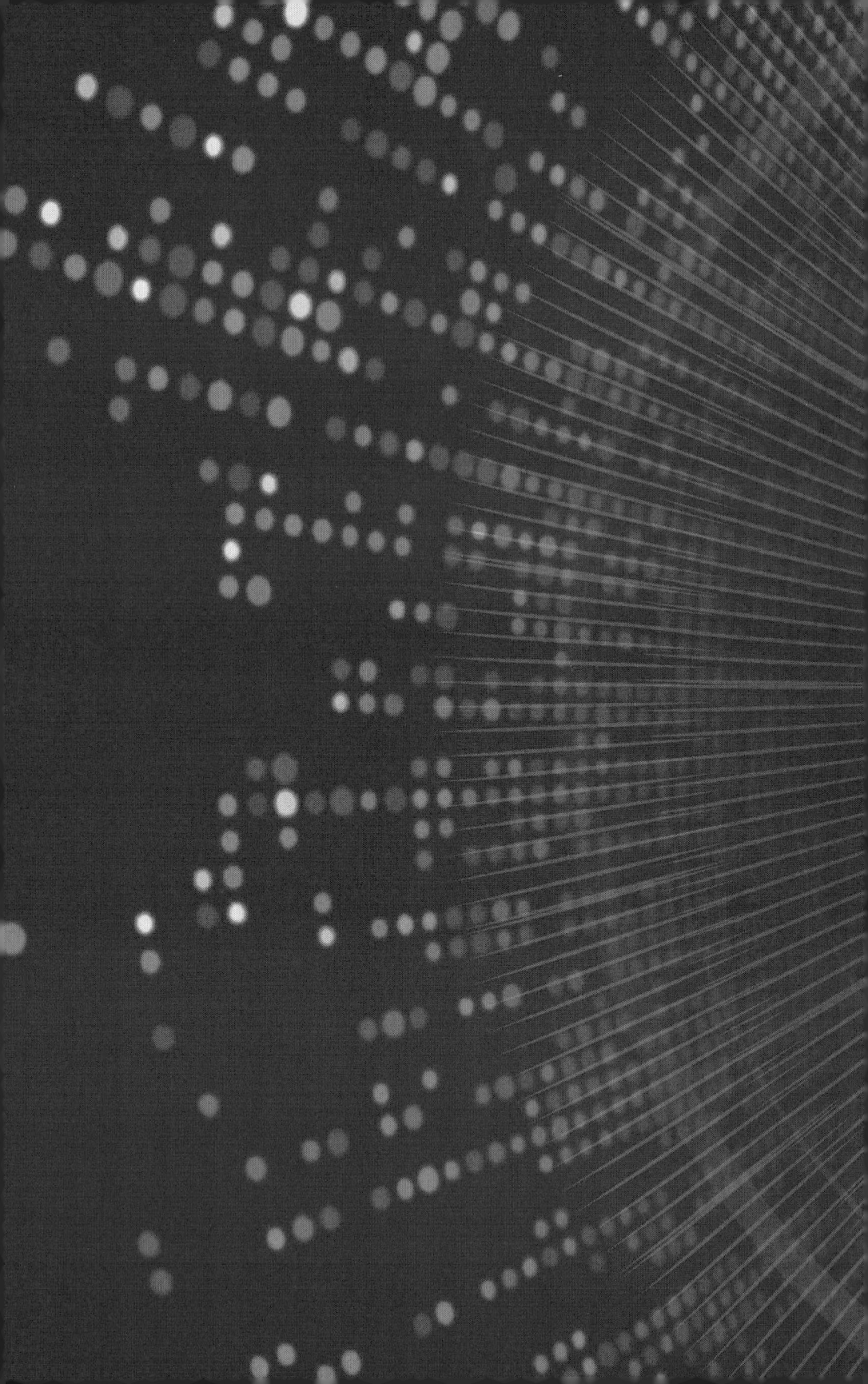

A gente se vê no topo, sempre!

Até lá...

grupo novo século

Compartilhando propósitos e conectando pessoas
Visite nosso site e fique por dentro dos nossos lançamentos:
www.gruponovoseculo.com.br

‹ns

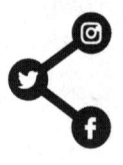

- facebook/novoseculoeditora
- @novoseculoeditora
- @NovoSeculo
- novo século editora

gruponovoseculo
.com.br

Edição: 1ª
Fonte: Spartan e Merriweather